看護師特定行為区分別科目研修テキスト

創傷管理関連

制作：一般社団法人地域医療機能推進学会（JCHS）
監修：独立行政法人地域医療機能推進機構（JCHO）

巻頭言

　独立行政法人地域医療機能推進機構（Japan Community Health care Organization：JCHO(ジェイコー)）（以下、JCHO）は、公的病院グループとして初めて、特定行為13行為10区分において、平成29年3月29日付けで厚生労働大臣が指定する研修機関に指定された。

　JCHOでは特定の看護分野において、高度な専門知識・技術を習得し、熟練した看護を提供すると同時に、看護職者のケア技術の向上に寄与することのできる優れた看護実践をもって地域医療、地域包括ケアに貢献できる看護師を育成することとした。
　今後、2025年に向けて、特定行為研修を修了した看護師は、急性期医療や慢性期医療、在宅医療等の各々の場での活躍が期待されており、こうした看護師を養成していくため、指定研修機関及び実習を行う協力施設の確保並びに受講者の確保について、計画的に取組を進めることが期待されている。
　そして、医療計画作成指針の見直しが行われ、特定行為研修についても、地域の実情を踏まえ、看護師が特定行為研修を地域で受講できるよう、指定研修機関および実習を行う協力施設の確保等の研修体制の整備に向けた計画について、実効性のある計画立案が求められている[1]。

　本書は、JCHOが実施する10の特定行為区分の学ぶべき事項を基に、学習内容を構成している。臨床現場で働く看護職にとって、実践的な知識をより深く理解できるように、各章にPOINTを示した。また、多くの図表やイラスト、画像を掲載し、臨床推論を活用して治療計画を推考できる演習事例も提示することで、特定行為研修における講義・演習・実習などにおいて幅広く活用できる内容とした。
　JCHOの指導者の多大な協力のもと、ご執筆・ご助言いただいたことは、本研修が看護職だけでは成立しない点において、職種を超えた最初の共同作業として研修の在り方への理解を深める観点からも大変意義深く、テキストという形に実を結べたことは喜ばしい限りである。
　これから特定行為研修を受講する多くの看護師の方々には、これまでの看護実践経

験を基盤に、その人らしい生活を送ることを望む患者の意思決定を支え、住み慣れた地域で安心して暮らしていくために必要な看護を実践するための、より高度な実践能力を身につけることを目指してほしい。

　患者の一番近くでそばに寄り添うことができる看護師だからこそ、生活者の視点で病状の変化を観察すること、そして経過や現状のアセスメントをより深く行い、迅速かつ適切なタイミングで特定行為を看護として実施することを目標として、研修に取り組んで頂きたい。そして、本書が、患者の QOL の維持と向上に貢献するための知識と技術の習得の一助となれば幸いである。

　本書が、患者・住民のニーズの多様化に即応し、さらに多様で幅広い活躍ができるよう、各看護師が将来展望を描くための拠りどころとなり、スキル向上とキャリア形成のための基盤として活用されることを願ってやまない。

JCHO における特定行為研修

　JCHO は、地域医療・地域包括ケアの要として超高齢社会における地域住民の多様なニーズに応え、地域住民の生活を支えることを最大の使命としている。昨今の著しい医療の高度化・専門化に加え、疾病構造や地域社会が変容する中、急激に進む高齢化により地域住民のヘルスケアは多様化し、これまで以上に高い資質を備えた看護専門職者が強く求められている。

　JCHO の 57 の病院は、全国のネットワークとして、高度急性期を担う大規模病院から一般急性期、回復、慢性期を担う中小規模病院および介護老人保健施設、訪問看護ステーション、居宅介護支援事業所など複合的な機能を持つ病院等、多種多様な施設を有している。このように JCHO は、多機能で、かつ高齢者ケアにおける高いポテンシャルを持っている。これらを強みとし、本研修制度を積極的に活用することで、地域医療・地域包括ケアの要となる看護人材を育成し、地域住民の多様なニーズと期待に応え、時代が求める地域包括ケアの推進に看護の力で貢献する方向を見出している。

　JCHO は一般病床に加えて、回復期・慢性期の病床、介護老人保健施設、訪問看護ステーションを有しているため、患者の多様なニーズに応えるためには在宅への早

特定行為（38行為21区分）

JCHOにおける特定行為研修を修了した看護師
13行為10区分の特定行為について
医師の手順書に基づいて実施することができる。

クリティカルな領域の特定行為区分※
呼吸器関連、循環器関連、各種ドレーン管理関連、動脈血液ガス分析関連、術後疼痛管理関連、循環動態に係る薬剤投与関連、精神および神経症状に係る薬剤投与関連等

※大学院NPコース等でも受講可能。JCHOにおける実施は、ニーズに応じて今後検討する。

JCHOが設定した領域
- 糖尿病看護
- 透析看護
- 感染看護
- 創傷ケア
- 在宅ケア

JCHOが申請した特定行為区分
- 呼吸器（長期呼吸療法に係るもの）関連
- ろう孔管理関連
- 創傷管理関連
- 創部ドレーン管理関連
- 透析管理関連
- 栄養および水分管理に係る薬剤投与関連
- 栄養に係るカテーテル管理関連（中心静脈カテーテル管理）関連
- 感染に係る薬剤投与関連
- 血糖コントロールに係る薬剤投与関連
- 皮膚損傷に係る薬剤投与関連

図．JCHO特定行為研修の概要

表．JCHO特定行為研修　領域と区分

●特定行為区分	【糖尿病看護】	【透析看護】	【感染看護】	【創傷ケア】	【在宅ケア】
栄養および水分管理に係る薬剤投与関連	必修	必修	必修	必修	必修
創傷管理関連	選択	選択	選択	必修	必修
血糖コントロールに係る薬剤投与関連	必修	選択			必修
感染に係る薬剤投与関連			必修	選択	選択
透析管理関連	選択	必修			
ろう孔管理関連				選択	選択
創部ドレーン管理関連				選択	
栄養に係るカテーテル管理（中心静脈カテーテル管理）関連			選択		
呼吸器（長期呼吸療法に係るもの）関連					選択
皮膚損傷に係る薬剤投与関連				選択	
	4区分	4区分	4区分	6区分	6区分

期移行と在宅療養を維持するための支援が重要であり、慢性疾患のコントロールや重症化予防等において高度な看護実践能力を発揮するために必要な特定行為の習得が求められる。

　特定行為研修は、特定行為を身につけるためのものではなく、病態の変化および疾患を包括的にアセスメントする能力や、治療を理解し、安全に医療・看護を提供する能力を身につけるためのものであり、看護を基盤に、さらに医学的知識・技術を強化

することが可能である。特に、JCHO病院が地域医療の場で、看護師が「治療」と「生活」の両面から、患者の状態に合わせたより迅速な対応ができることを重点的に強化するために、糖尿病看護、透析看護、感染看護、創傷ケア、在宅ケアの5領域を設定（**図**）し、関連する10の特定行為区分（**表**）を組み合わせて研修を実施している。

2018年7月

一般社団法人　地域医療機能推進学会（JCHS）
独立行政法人　地域医療機能推進機構（JCHO）

引用・参考文献

1. 平成29年8月18日付け厚生労働省医政局看護課通知「医療計画における看護師の特定行為研修の体制の整備について」

編者・執筆者一覧

監修

内野直樹　　JCHO 本部 総合診療医・病院経営担当理事
中野　恵　　前 JCHO 本部 医療・看護・介護・地域包括ケア担当理事

編者

稲坂　優　　JCHO 中京病院 統括診療部 皮膚科診療部 皮膚科医師

執筆者

稲坂　優　　JCHO 中京病院 統括診療部 皮膚科診療部 皮膚科医師……1 章 1 〜 8、13、14
桑田幸子　　JCHO 山梨病院 看護課 副看護師長／皮膚・排泄ケア認定看護師……1 章 9、10
高野淳治　　JCHO 埼玉メディカルセンター 統括診療部 形成外科診療部長……1 章 15 〜 17、3 章 1 〜 6
田中義人　　JCHO 中京病院 統括診療部 皮膚科診療部 皮膚科医師……2 章 1 〜 8
藤﨑栄子　　JCHO 大和郡山病院 看護部 看護師長／皮膚・排泄ケア認定看護師……1 章 11、12

看護師特定行為区分別科目研修テキスト
創傷管理関連

Contents

巻頭言……2
編者・執筆者一覧……6

1章 共通して学ぶべき事項

1 皮膚、皮下組織の局所解剖……18
皮膚の構造と機能……18
① 表皮　18
② 表皮基底膜　19
③ 真皮　19
④ 皮下（脂肪）組織（脂肪織）　20
⑤ 付属器　21
　(1) 毛器官　21／(2) 汗腺　21／(3) 皮脂腺　21
⑥ 爪　21

2 主要な基礎疾患の管理……23
慢性皮膚創傷の治療と管理……23
基礎疾患の治療と管理……24
① 糖尿病の治療と管理　24
　(1) 疾患定義　24／(2) 糖尿病における創傷治癒過程　24／(3) 診断・治療に関する考え方　24
② 膠原病・血管炎の治療と管理　25
　(1) 疾患定義　25／(2) 循環障害・感染・血栓・血管炎・脂肪織炎・石灰沈着・皮膚潰瘍への対処法　26／(3) 膠原病・血管炎に伴う潰瘍の特徴や注意点　27
慢性皮膚創傷の局所管理……27
① 全身性強皮症に伴う皮膚潰瘍　27
　(1) 潰瘍の好発部位　27／(2) 強皮症の潰瘍治療　28
② 全身性エリテマトーデス（SLE）に伴う皮膚潰瘍　28
③ 皮膚筋炎に伴う皮膚潰瘍　29
④ 血管炎に伴う皮膚潰瘍　29
⑤ 関節リウマチに伴う皮膚潰瘍　30
　(1)「血管炎性」と「非血管炎性」　30／(2) 血管炎性：リウマトイド血管炎　30／

　　　　（3）非血管炎性の皮膚潰瘍　31
　⑥ 末梢動脈疾患（PAD）　31
　　　　（1）末梢動脈疾患（PAD）とは　31／（2）PADの危険因子　32／（3）PADの診断　32
　　　　（4）虚血進行の症状　32／（5）PADの治療　33
　⑦ 静脈瘤　33
　　　　（1）静脈性下腿潰瘍　33／（2）圧迫療法　34

3 全身・局所のフィジカルアセスメント ……………………………………………36
褥瘡予防・管理のためのアルゴリズムとリスクアセスメント……36
　① 全身観察　36
　　　　（1）褥瘡発生リスクの評価スケール　36
　② 局所観察　37
　　　　（1）TIME—Principle of WBP コンセプト　37／（2）DESIGN-R®　38／（3）皮膚の視診時の注意点　38

4 慢性皮膚創傷の種類と病態 ………………………………………………………39
慢性皮膚創傷の種類と治癒過程……39
　① 皮膚創傷　39
　② 慢性皮膚創傷の治癒過程　39
　③ 浅い慢性皮膚創傷と深い慢性皮膚創傷　39

5 褥瘡の分類、アセスメント・評価 …………………………………………………41
褥瘡の定義……41
褥瘡の分類……41
　① NPUAPの褥瘡分類　42
創面のアセスメント・評価……44
　① 創面の色調による分類　44
　② DESIGN®、DESIGN-R®　44
　　　　（1）DESIGN®、DESIGN-R®ツールの開発　44／（2）DESIGN-R®の特徴と評価項目　44

6 治癒のアセスメントとモニタリング（創傷治癒過程、TIME 理論等）………………46
慢性皮膚創傷治癒の過程、メカニズム……46
　① 治癒過程　46
　　　　（1）炎症期　47／（2）細胞増殖期　47／（3）成熟期・再構築期　47
　② 褥瘡を含む慢性創傷の特徴……47
　③ 創傷治癒遅延の要因……48
　　　　（1）栄養　48／（2）凝固系の異常　48／（3）酸素供給低下　48／
　　　　（4）糖尿病　48／（5）薬物　48／（6）創傷治癒を障害する局所的な因子　49
TIME 理論とWBP……49

7 リスクアセスメント（危険性の予測）……………………………………………………51

リスクアセスメント評価のためのスケール……51

① ブレーデンスケール　51

（1）ブレーデンスケールの評価項目　51／（2）評価の時期・頻度と臨床での評価　54

② K式スケール　54

（1）K式スケールの評価方法　54／（2）K式スケールの評価項目　55／
（3）スケール評価の時期　56

③ OHスケール　56

（1）偶発性褥瘡か起因性褥瘡か　57／（2）OHスケールの評価項目と評価方法　57／
（3）OHスケールの評価方法　57／（4）OHスケールの長所と短所　58

④ 在宅版K式スケール　58

（1）在宅版K式スケールの特徴　58／（2）在宅版K式スケールの評価項目　59／
（3）在宅版K式スケールの評価者と評価時期　59

8 創傷および褥瘡治癒と栄養管理……………………………………………………60

褥瘡発生前の予防とケア……60

① 褥瘡予防に必要な最低エネルギー量　60
② 必要たんぱく質　60
③ 低栄養状態を確認する指標　61
④ 褥瘡患者に対する栄養評価　63

（1）体重　63／（2）通常体重からの栄養障害の判断　63／（3）身体の筋肉量、体脂肪量の推測指標　63／（4）臨床所見　63／（5）血液生化学的検査　63／（6）たんぱく質・エネルギー低栄養状態の患者の褥瘡予防　64

創傷・褥瘡発生後の栄養療法……64

① 消費量に見合った熱量とたんぱく質の補給　64
② 特定の栄養素の投与　65
③ NSTへの早期のコンサルト　65
④ Refeeding症候群　65

9 褥瘡および創傷治癒と体圧分散……………………………………………………67

褥瘡は外力による循環障害の結果……67

体圧と体圧分散……67

① 骨突出部にかかる体圧　67
② 体圧分散　68

（1）体圧分散用具の選択　68／（2）圧再分配　68／（3）体圧分散用具（寝具）の素材・特徴・適応　69／（4）体圧分散寝具の選択基準　70／（5）体圧測定　70／
（6）体位変換　73／（7）実際の体位変換　73／（8）体位変換時間　73／（9）ポジショニング　74／（10）ずれと圧力への介入　75

10 褥瘡および創傷治癒と排泄管理……………………………………………………77

全体像を捉えたアセスメント→ケア→実施→評価……77

排泄管理……77
　　　　　① 排泄とは　77
　　　　　② 皮膚と排泄物　77
　　　　　③ おむつ内の環境　78
　　　排泄物が創傷に与える影響……79
　　　　　① 皮膚の浸軟　79
　　　　　② 排泄物による炎症・感染　80
　　　排泄管理で必要なケア……80
　　　　　① アセスメント　80
　　　　　② スキンケア　81
　　　　　　　（1）洗浄する　81／（2）水分を拭き取る　81／（3）保湿する　81／
　　　　　　　（4）失禁による化学的刺激に対するケア　81
　　　失禁管理の方法……82
　　　　　① おむつの選択　82
　　　　　② 便失禁時の対応　82
　　　　　③ 尿失禁時の対応　83
　　　　　④ 創傷への排泄物の侵入を防ぐ　83

11　DESIGN-R®に基づいた治療指針………85
　　　DESIGN®の概要……85
　　　　　① 評価ツール使用時の注意点　85
　　　　　　　（1）DESIGN-R®の表記方法　85／（2）DESIGN-R®評価の具体的採点方法　88
　　　　　② 治療の考え方　90

12　褥瘡および創傷の診療のアルゴリズム………92
　　　治療のアルゴリズム……92
　　　急性創傷の局所治療……94
　　　　　① 急性創傷の特徴　94
　　　　　② 急性期の局所治療　95
　　　　　　　（1）ドレッシング材　95／（2）外用薬　95／（3）外科的切除　95／
　　　　　　　（4）疼痛管理　95
　　　　　③ 慢性創傷の特徴　95
　　　　　　　（1）「浅い褥瘡」の局所治療　96／（2）「深い褥瘡」の局所治療　96

13　感染のアセスメント………98
　　　創傷の感染と bacterial balance　98
　　　創傷の感染のアセスメント　98
　　　　　① 創部の観察と評価　98
　　　　　② 感染症の検査とアセスメント　99
　　　　　③ 細菌・滲出液・疼痛のアセスメント　99

④ 外用薬選択のアセスメント　99
　　　⑤ 褥瘡から生じる感染症のアセスメント　99

14 褥瘡治癒のステージ別局所療法 …………………………………………………… 101
外用薬とドレッシング材……101
　　① 褥瘡治療に使用される主な外用薬　101
　　　（1）外用薬の配合剤と基剤　101 ／
　　　（2）外用薬の種類：抗菌作用、肉芽組織形成促進作用　102
　　② 創傷被覆材の種類　102
褥瘡治癒のステージ……102
　　① 深達度分類　102
　　② 病期分類　102
　　　（1）初期段階（黒色期から黄色期）　102 ／（2）後期段階（赤色期から白色期）　103
治癒のステージ別局所療法……103
　　① 黒色期から黄色期の局所療法　103
　　　（1）局所療法の原則　103 ／（2）局所の処置　104
　　② 赤色期から白色期の局所療法　105
　　　（1）局所療法の原則　105 ／（2）局所の処置　106

15 下肢創傷のアセスメント ……………………………………………………………… 107
下肢創傷の具体的なアセスメント項目……107
　　① 問診　107
　　② 視診　107
　　③ 触診　108
　　④ 検査　108
下肢創傷の所見……108
　　① 動脈不全による血流低下の所見　108
　　② 糖尿病足病変の所見　109

16 下肢創傷の病態別治療 ……………………………………………………………… 110
糖尿病足病変……110
　　① 糖尿病足病変の病態　110
　　　（1）末梢神経障害（知覚神経障害、運動神経障害、自律神経障害）　110 ／（2）末梢動脈疾患　111 ／（3）感染症　111
　　② 糖尿病足病変の病態に応じた治療　111
　　　（1）病態・Type 別の治療方針　111
虚血性潰瘍……112
　　① 虚血性潰瘍の病態　112
　　② 虚血性潰瘍の病態に応じた治療　113
　　　（1）血行の再建　113 ／（2）LDL アフェレイシス　113 ／（3）薬物療法　113

静脈性潰瘍……113
　　　　① 静脈性潰瘍の病態　113
　　　　② 静脈性潰瘍の病態に応じた治療　114

17 創部哆開創のアセスメントと治療……115
　　創傷の治癒過程……115
　　　　① 一次治癒　115
　　　　② 二次治癒　115
　　　　③ 三次治癒　115
　　創傷治癒に影響を与える因子……116
　　離開創の評価と治療……117

2章　特定行為ごと学ぶべき事項　褥瘡または慢性創傷の治療における血流のない壊死組織の除去

1 褥瘡および慢性創傷の治療における血流のない壊死組織の除去の目的……120

2 褥瘡および慢性創傷の治療における血流のない壊死組織の除去の方法……121
　　外科的デブリードマン……121
　　　　① 局所麻酔　121
　　　　② 局所麻酔時の注意点　122
　　　　③ 皮膚切開　122
　　　　④ 洗浄　123
　　　　⑤ 穿刺による排膿　124
　　化学的デブリードマン……124

3 褥瘡および慢性創傷の治療における血流のない壊死組織の除去の適応と禁忌……125
　　デブリードマン実施の判断……125

4 DESIGN-R®に準拠した壊死組織の除去の判断……127

5 全身状態の評価と除去の適性判断……128

6 褥瘡および慢性創傷の治療における血流のない壊死組織の除去に伴う出血の止血方法……129
　　デブリードマンによる出血の止血方法……129
　　　　① 圧迫止血　129
　　　　② 双極性凝固器（バイポーラ）　129

3章 特定行為ごと学ぶべき事項　創傷に対する陰圧閉鎖療法

1 創傷に対する陰圧閉鎖療法の種類と目的 …………………………………………… 132
陰圧閉鎖療法で使用される機器の種類……132
- ① INFOV.A.C.® 型陰圧維持管理装置　132
- ② ACTIV.A.C.® 型陰圧維持管理装置　133
- ③ V.A.C.ULTA® 型陰圧維持管理装置　133
- ④ RENASYS® EZ MAX 陰圧維持管理装置　133
- ⑤ RENASYS® GO 陰圧維持管理装置　134
- ⑥ PICO® 創傷治療システム　134
- ⑦ SNAP® 陰圧閉鎖療法システム　135

2 創傷に対する陰圧閉鎖療法の適応と禁忌 …………………………………………… 136
陰圧閉鎖療法の適応……136
陰圧閉鎖療法の禁忌について……137

3 創傷に対する陰圧閉鎖療法に伴うリスク（有害事象とその対策等） ……………… 138
重篤な有害事象：出血、壊死、瘻孔を防ぐための対策……138
- ① 創部からの出血を防ぐ対策　138
- ② 創部の壊死挫滅、瘻孔を防ぐ対策　138

非重篤な有害事象：疼痛、浸軟、皮膚炎、発赤を防ぐための対策　139

4 物理的療法の原理 …………………………………………………………………… 140
創傷に対するさまざまな物理的療法……140
- ① 水治療　140
- ② パルス洗浄・吸引療法　140
- ③ 電気刺激療法　140
- ④ 加振装置　140
- ⑤ 超音波療法　140
- ⑥ パルス電磁場刺激療法　141
- ⑦ 高気圧酸素療法（HBO）　141
- ⑧ 陰圧閉鎖療法　141

5 創傷に対する陰圧閉鎖療法の方法 …………………………………………………… 142
陰圧閉鎖療法の実際……142
陰圧閉鎖療法の手順……143
連結チューブ（接続パッド）による圧迫回避の方法……144
部位別の実際例……145

6 創傷に対する陰圧閉鎖療法に伴う出血の止血方法 …………………………………… 151
　　出血の予防……151
　　止血方法……151

資料編　特定行為に係る看護師の研修制度の概要……………………………………… 153

用語解説

瘢痕治癒……19	サイトカイン……47
colonization（定着）……26	wet-to-wet dressing（生食ガーゼドレッシング法）47
infection（感染）……26	減圧……59
静脈性下腿潰瘍……33	体重減少率……61
創面環境調整（wound bed preparation：WBP）..37	浸軟……79
デブリードマン……39	臨界的定着（critical colonization）……98
DTI（深部損傷褥瘡）……42	バイオフィルム……99

創傷管理関連

科目概要

- 医師の指示の下、手順書により、身体所見（血流のない壊死組織の範囲、肉芽の形成状態、膿や滲出液の有無、褥瘡部周囲の皮膚の発赤の程度、感染徴候の有無等）、検査結果および使用中の薬剤等が医師から指示された病状の範囲にあることを確認し、鎮痛が担保された状況において、血流のない遊離した壊死組織を滅菌ハサミ（剪刀）、滅菌鑷子等で取り除き、創洗浄、注射針を用いた穿刺による排膿等を行う。出血があった場合は圧迫止血や双極性凝固器による止血処置を行う。

- 医師の指示の下、手順書により、身体所見（創部の深さ、創部の分泌物、壊死組織の有無、発赤、腫脹、疼痛等）、血液検査結果および使用中の薬剤等が医師から指示された病状の範囲にあることを確認し、創面全体を被覆材で密封し、ドレナージ管を接続し吸引装置の陰圧の設定、モード（連続、間欠吸引）選択を行う。

1章 特定行為区分に含まれる特定行為に共通して学ぶべき事項

到達目標

- 多様な臨床場面において当該特定行為を行うための知識、技術および態度の基礎を身につける。
- 多様な臨床場面において、医師または歯科医師から手順書による指示を受け、実施の可否の判断、実施および報告の一連の流れを適切に行うための基礎的な実践能力を身につける。

1. 皮膚、皮下組織の局所解剖
2. 主要な基礎疾患の管理
3. 全身・局所のフィジカルアセスメント
4. 慢性皮膚創傷の種類と病態
5. 褥瘡の分類、アセスメント・評価
6. 治癒のアセスメントとモニタリング（創傷治癒過程、TIME理論等）
7. リスクアセスメント（危険性の予測）
8. 創傷および褥瘡治癒と栄養管理
9. 褥瘡および創傷治癒と体圧分散
10. 褥瘡および創傷治癒と排泄管理
11. DESIGN-R®に基づいた治療指針
12. 褥瘡および創傷の診療のアルゴリズム
13. 感染のアセスメント
14. 褥瘡治癒のステージ別局所療法
15. 下肢創傷のアセスメント
16. 下肢創傷の病態別治療
17. 創部哆開創のアセスメントと治療

1 皮膚、皮下組織の局所解剖

Point

① ヒトの身体全体を覆う皮膚は、面積が成人で 1.6㎡、重量は体重の約 16％を占める、人体で最大の臓器である。
② 外界と直接触れるため、(1) 水分の喪失や透過を防ぐ、(2) 体温を調節する、(3) 微生物や物理化学的な刺激から生体を守る、(4) 感覚器としての役割を果たすなど、生命を維持するための必要不可欠なさまざまな機能をもっている。
③ 皮膚の病態を理解するうえで、正常皮膚の構造や機能を正しく把握することは大変重要である。

皮膚の構造と機能

図 1 に正常な皮膚の構造、図 2 に表皮の病理組織像を示す。

1 表皮

表皮の厚さは平均約 0.2mm であり、構成する細胞の 95％は表皮角化細胞である。この表皮角化細胞は表皮の最下層で分裂し、成熟するに伴い上方の層へ移行していく。

したがって、表皮は成熟段階によって異なる形態の表皮ケラチノサイトが層状に配列し、深部から基底層、有棘層、顆粒層、角層の 4 つに分類される（図

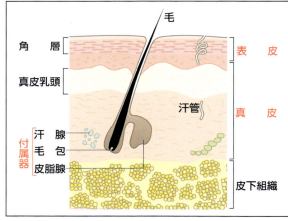

図 1. 正常な皮膚の構造

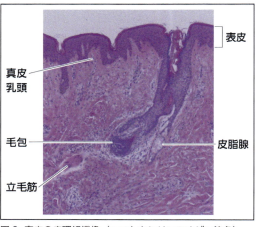

図 2. 表皮の病理組織像（ヘマトキシリンエオジン染色）

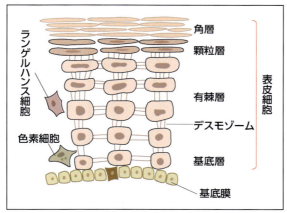

図 3. 表皮の構造

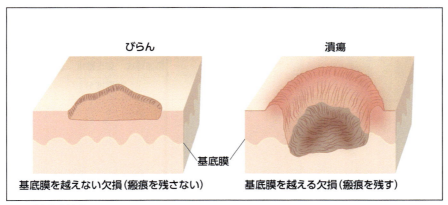

図 4. びらんと潰瘍

3)。基底層の基底細胞が分裂し、娘細胞が生まれて表皮表面で脱落するまでの時間をターンオーバー時間と呼び、約 28 日といわれている。

❷ 表皮基底膜

　表皮と真皮の間は表皮基底膜で結合されている。基底膜は表皮ケラチノサイトの幹細胞を含む 1 層の基底細胞からなる。基底膜を越えない皮膚欠損をびらん、基底膜を越えた皮膚欠損を潰瘍と呼ぶ。通常、びらんは瘢痕を残さず治癒するが、潰瘍は**瘢痕治癒**する（**図 4**）。

❸ 真皮

　真皮は、表皮の下部に存在する構造であり、表皮と真皮とは基底膜によって隔てられている。厚さは表皮の約 15～40 倍である。解剖学的には乳頭層、乳頭下層、網状層の 3 層構造をとる。真皮を構成する成分としては、コラーゲン線維（膠原線維）にエラスチン線維（弾性線維）が巻かれ、その間隙をム

> 📖 **用語解説**
>
> 瘢痕治癒
> 付属器の残存しない深い皮膚欠損では，創面が肉芽組織で置換された後に周囲から表皮が伸張してくること。

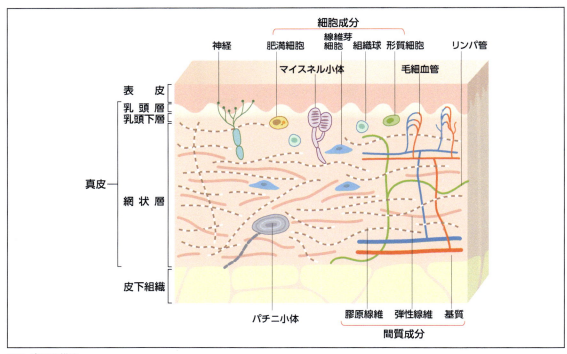

図5. 真皮の構造

コ多糖類が埋めている。

　ムコ多糖類は多くの水分を含むことで、皮膚にハリや弾力を与えている。これらの構造は加齢や紫外線によって変性し、しわやたるみの原因となる。主成分である間質成分は大部分がコラーゲン線維から構成されており、そのほかにエラスチン線維、基質などが含まれ、細胞外マトリックスとも称される。細胞成分（線維芽細胞や組織球、肥満細胞、形質細胞）、脈管（動脈、静脈、毛細血管、リンパ管）および神経が存在する（**図5**）。線維芽細胞が細胞外マトリックスを合成する主役の細胞であり、サイトカインなどによる線維芽細胞の賦活化は、創傷治癒に重要な役割を果たしている。

❹ 皮下（脂肪）組織（脂肪織）

　皮下（脂肪）組織とは真皮の下方にある層のことで、真皮と筋膜との間に挟まれた部位にある。中性脂肪の貯蔵所としての役割や、物理的外力に対するクッションの役目や体温喪失の遮断、熱産生といった保温機能にも重要な役割を果たしている。皮下（脂肪）組織の厚さは身体の部位や年齢などによって異なる。

❺ 付属器

毛器官（毛と毛包）、汗腺、皮脂腺から構成される。

(1) 毛器官

毛器官は触覚装置として知覚神経の補助的役割をもつほかに、頭部では外力や光線からの保護、高温や低温からの保温を担う。睫毛はほこりの侵入を防ぎ、腋毛および陰毛は摩擦による皮膚への機械的刺激をやわらげている。頭髪は約10万本存在しているといわれる。毛器官は口唇、手掌足底、粘膜を除く全身の皮膚に存在し、毛とそれを囲む組織である毛包から構成されている。

(2) 汗腺

ヒトの汗腺には、ほぼ全身に分布するエクリン汗腺と、腋窩・乳房・外陰部等の特定部位に存在するアポクリン汗腺の2種類がある。エクリン汗腺は体温調節や角層の水分供給源とともに発汗が皮膚浸潤にも関係する。アポクリン汗腺は腋臭や体臭に関係する。どちらも盲管状の腺で、分泌部と汗管からなる。分泌部は真皮深層から皮下組織にかけて脂肪組織に囲まれて存在する。

(3) 皮脂腺

皮脂腺は皮脂を産生する器官である。皮脂は、皮膚の表面において汗などの水分と混合、乳化し、表面脂肪酸を形成して皮膚の表面をコーティングする。皮脂は皮膚の不感蒸泄の抑制や保湿作用を有し、角層の水分保持に役立っている。皮脂腺は手掌や足底を除く全身の皮膚および一部の粘膜に分布する。

発達した脂腺が多数集まった部位を脂漏部位と呼び、被髪頭部や前額、眉間、鼻翼、鼻唇溝など（いわゆるTゾーン）、胸骨部、腋窩、臍囲、外陰部が相当する。年齢により皮脂の分泌量は変化し、新生児では多く産生されるが、小児期では少なく、思春期から再び増加しはじめる。女性では10〜20歳代に、男性では30〜40歳代にピークを迎え、以後減少していく。

❻ 爪

爪は、爪甲、爪母、爪郭、爪床からなる角化性の上皮組織であり、各部には肉眼的および組織学的にさらに細かい名称が付けられている（**図6**）。爪は従来、表皮の角層が特殊に分化したものであると考えられていたが、近年は表皮と毛の両方の性状をあわせもつ組織であると考えられている。1日に約0.1mm伸長し、爪甲全体の再生には6〜12か月を要する。高齢者では伸長が遅くなり、肥厚して褐色調を呈する。爪は、指趾先端の保護や指先の微妙な感覚などに重要な役割を果たす。

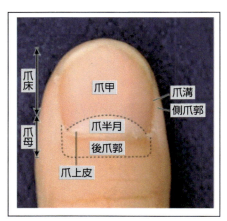

図6. 爪の各部の名称

学習参考文献

1）清水 宏. あたらしい皮膚科学第3版. 東京, 中山書店, 2018.
2）武久洋三ほか. 看護師特定行為研修テキスト 区分別科目編. 日本慢性医療協会編. 兵庫, メディス, 2015.
3）創傷・褥瘡・熱傷ガイドライン―1 創傷一般ガイドライン. 日皮会誌. 127（8）, 2017, 1659-87.

引用・参考文献

1）清水 宏. あたらしい皮膚科学第3版. 東京, 中山書店. 2018.

2 主要な基礎疾患の管理

> **Point**
> ①慢性皮膚創傷とは、正常な創傷治癒機転が働かない何らかの原因をもつ創のことをいう。
> ②慢性皮膚創傷の治癒を遷延させる原因としては、基礎疾患など全身的な要因と局所的な要因との2つに大きく分けられる。
> ③したがって、慢性皮膚創傷の治療には、基礎疾患の治療が重要である。

慢性皮膚創傷の治療と管理

皮膚創傷は、急性皮膚創傷と慢性皮膚創傷に分類される。急性皮膚創傷は、新鮮外傷や手術創など、創傷治癒機転が正常に働く創のことをいう。慢性皮膚創傷は正常な創傷治癒機転が働かない創傷のことで、その原因として基礎疾患など全身的な要因と局所的な要因との大きく2つに分かれる。

慢性皮膚創傷の治療方針を **図7** に示し、基礎疾患の管理について述べる。

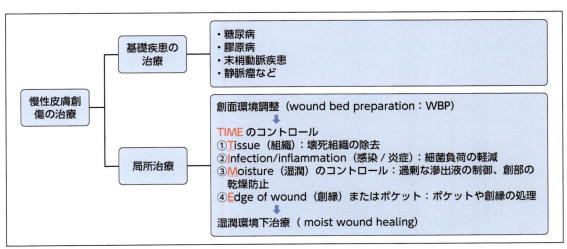

図7. 慢性皮膚創傷の治療
創傷・褥瘡・熱傷ガイドライン—1 創傷一般ガイドライン. 日皮会誌. 127（8），2017, 1663.を参考に作成

基礎疾患の治療と管理

❶ 糖尿病の治療と管理

(1) 疾患定義

　糖尿病患者にみとめる糖尿病性皮膚障害のうちで、慢性ないし進行性の潰瘍形成あるいは壊死性の病変で、その基礎に糖尿病性神経障害、末梢動脈疾患あるいはその両者が存在するものを糖尿病性潰瘍とする（**図8**）。

　これらのうちで可逆性の変化を糖尿病性潰瘍と、壊死性で非可逆性変化に陥ったものを糖尿病性壊疽と定義する。膠原病、下肢静脈瘤、悪性腫瘍などのほかの疾患によるものは除外する。

(2) 糖尿病における創傷治癒過程

　糖尿病患者においては、神経障害、末梢血管障害や局所の高血糖状態、さらには患者の活動性低下などのさまざまな創傷治癒阻害因子により治癒機転が阻害され、創傷治癒が遷延する。そのため、糖尿病では容易に皮膚の真皮レベルでの低酸素状態に陥る。低酸素状態は病変部の感染を助長することになり、感染によって創傷治癒はさらに遅延する。また、高血糖状態は浸透圧にも関与し、皮膚潰瘍においては肉芽形成を阻害する。

(3) 診断・治療に関する考え方

1. 末梢神経障害と末梢血管障害

　糖尿病性潰瘍・糖尿病性壊疽の多くは糖尿病の合併症である末梢神経障害を基礎として生じる。糖尿病では高脂血症の合併が多くみられることもあり、動脈硬化から生じる末梢動脈の狭窄や閉塞による四肢の循環障害の合併が多い。末梢神経障害と末梢血管障害の両者が関与することもある。さらに、これらを基礎として感染が加わることで、潰瘍が発症・増悪すると考えられる。

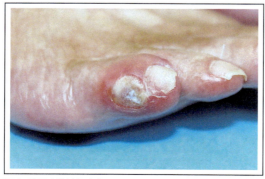

図8. 糖尿病性神経障害による第5足趾潰瘍

糖尿病性末梢神経障害では早期から触圧覚の低下を認めるにも関わらず、神経障害合併患者の約半数は神経障害を自覚しておらず、臨床症状のみでは診断不可能な例も多い。神経障害の徴候を見逃さないようにするためには、単一の検査ではなく、神経障害を検出することが可能な複数の検査を組み合わせて行い、それらの所見から総合的に判断する必要がある。

2. 足趾や足の変形

糖尿病性神経障害では、運動神経障害によって支配筋の萎縮からさらにはハンマー状足趾（ハンマートゥ〔hammer toe〕：MTP関節伸展位、PIP関節屈曲位、DIP関節伸展位変形）や鉤爪趾（クロウトゥ〔claw toe〕：MTP関節伸展位、PIP関節屈曲位、DIP関節屈曲位変形）などの足趾や足の変形が生じる。また、自律神経障害による骨血流増加から骨量減少をきたし、これに感覚神経障害によって疼痛を感じずに歩き続けることによる歩行刺激の反復が加わって、シャルコー足（シャルコーフット〔Charcot foot〕）と呼ばれる足変形を生じる。これらの変形では足の特定部位にかかる圧が高まり、そのために皮膚の破綻から潰瘍が生じやすくなる。

また、感覚神経障害より、鶏眼（俗称：うおのめ）、胼胝（俗称：たこ）や外傷、熱傷、皮膚感染症による疼痛などを自覚できずに潰瘍形成・悪化を招くことがある。

末梢血管障害自体が潰瘍を生じることは多くはないが、いったん潰瘍が生じると治癒過程を遷延化させて、壊疽から大関節切断の危険性が増加させる。

3. 患者教育

また、糖尿病教室などの患者教育は、糖尿病性潰瘍の治療の一環として有用であるが、患者教育は糖尿病性潰瘍の症状に影響しないとする報告もある。糖尿病は、疾患コントロールに日常生活における食事内容のコントロールや適切な運動が重要であり、患者教育による免荷や洗浄方法の工夫などによるスキンケア、潰瘍形成抑制・潰瘍治癒促進のために重要な因子に関して学習する機会が増加すると考えられる。糖尿病性潰瘍の発症や悪化を予防するため、足白癬や足趾爪白癬の治療を行うことが推奨されている。

❷ 膠原病・血管炎の治療と管理

(1) 疾患定義

膠原病や血管炎に伴う皮膚潰瘍は、全身性強皮症を代表に全身性エリテマトーデス（SLE）、皮膚筋炎、関節リウマチ（RA）から、各種血管炎や抗リン脂質抗体症候群まで多種の疾患を背景として生じる。原因は各疾患に共通しているものもあり、循環障害・感染・血栓・血管炎・脂肪織炎・石灰沈着などが挙げられる。これらの原因が単独で皮膚潰瘍を形成しているとは限らない。たとえば循環障害に感染を伴っている場合や、循環障害に血栓を伴う場合など、

複数の因子が存在することがあり、注意が必要である。

(2) 循環障害・感染・血栓・血管炎・脂肪織炎・石灰沈着・皮膚潰瘍への対処法

1. 循環障害

循環障害に対しては、血管拡張薬の経口薬剤や静注薬剤の投与が検討される。また、強皮症の指尖潰瘍では、こたつによる保温なども効果的である。

2. 感染

発赤・腫脹・熱感・疼痛・機能低下のいわゆる感染の 5 徴を認める際には、全身的な抗菌薬の投与が望ましい。ただし、臨床的な感染徴候に乏しい際に創培養で菌が検出されることのみを理由に抗菌薬を使用することは避けるべきである。colonization（定着）と infection（感染）を見極めたうえで、抗菌薬の適応を考慮する。

一方で、膠原病潰瘍は同じ場所に潰瘍を繰り返すことも多く、瘢痕化した創部は感染の発見が遅れやすい。また、膠原病や血管炎では原疾患の治療にコルチコステロイド（ステロイド）や免疫抑制薬の使用例が多いため、易感染性に対する注意が必要である。

ドレッシング材は、滲出の多い際には有用であるが、感染時には不適切で、数日間ドレッシング材を交換しない間に潰瘍が増悪してしまうこともある。

3. 血栓

血栓に対しては、抗凝固薬としてワルファリンや各種抗血小板薬の投与が必要となる。

4. 血管炎・脂肪織炎

血管炎や脂肪織炎は、現在活動性の病変において皮膚・皮下組織の壊死をきたして潰瘍を形成する場合や、陳旧性の瘢痕化した病変が感染などを契機に潰瘍化をきたす場合などがある。脂肪織炎は、臨床的な硬結や発赤・熱感などの症状が膠原病によるものか、感染によるものか、判断に苦慮することが多い。

石灰沈着も自壊などによりしばしば潰瘍を形成する。石灰沈着の治療については、小さな石灰沈着に対するワルファリンなどの内服治療は検討に値するが、大きな石灰化病変に対しては、内服治療だけで消退することは通常なく、切除が必要となる。

5. 皮膚潰瘍

皮膚潰瘍の治療にあたっては、外用薬の選択も重要な要素である。スルファジアジン銀含有クリーム（ゲーベン®クリームなど）、デキストラノマーポリマー（デブリサン®など）、カデキソマー・ヨウ素軟膏（カデックス®軟膏など）、ヨウ素含有軟膏（ヨードコート®軟膏など）、ポビドンヨード・シュガー（ユーパスタコーワなど）、トラフェルミン（塩基性線維芽細胞成長因子〔フィブラ

📖 **用語解説**

colonization（定着）
潰瘍創面に分裂増殖する細菌が存在する状態。宿主の免疫力に対し、細菌の増殖力が平衡状態にある状態である。

infection（感染）
潰瘍創面に分裂増殖する細菌がさらに増加し、宿主の免疫力に対し、細菌の増殖力が優るため創傷治癒に障害が及ぶ状態。

スト®など〕）製剤、トレチノイントコフェリル軟膏（オルセノン®軟膏など）、ブクラデシンナトリウム軟膏（アクトシン®軟膏など）、プロスタグランジンE1（アルプロスタジルアルファデクス）軟膏〔プロスタンディン®軟膏など〕、ブロメライン含有軟膏などが選択される。

(3) 膠原病・血管炎に伴う潰瘍の特徴や注意点

外用薬の刺激症状を伴う症例では原則通りに外用治療できないことも経験される。その場合には白色ワセリンやワセリン基剤の軟膏で単に保護することが選択される場合もある。

膠原病潰瘍では短期間で潰瘍の状態が変化し、数日間のドレッシング材の使用中に急速な潰瘍の増悪を生じ、逆に潰瘍が進行する場合もある。

慢性皮膚創傷の局所管理

❶ 全身性強皮症に伴う皮膚潰瘍

全身性強皮症は皮膚や諸臓器の線維化と血管障害を主徴とし、膠原病のなかでも皮膚潰瘍・壊疽を高頻度に生じる疾患である。現存する潰瘍・壊疽そのもののみならず、結果として生じた機能障害は、本症患者の quality of life (QOL) に大きな影響を与える。

(1) 潰瘍の好発部位

強皮症の潰瘍は、指趾の末梢循環不全を基盤に指趾尖部に生じることが多く（図9）、皮膚硬化や屈曲拘縮に伴って指関節背面にも生じやすい。また、足踵、内踝、外踝も好発部位である。指趾尖潰瘍は冬期に生じることが多いが、年間を通じて治らない例もある。いきなり壊疽となる場合もある。小さな外傷から難治性の潰瘍になることもあり、これは手術創も例外ではない。術前に十分に

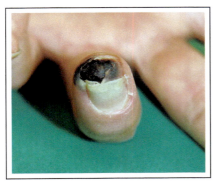

図9. 全身性強皮症の左中指尖端の皮膚潰瘍

血流があると判断されても、手術創が潰瘍化する例は多い。また、皮下石灰沈着が自潰して潰瘍化することや、鶏眼およびその不適切な処置（特に自己処置）によって感染から潰瘍に至ることもしばしば経験される。

(2) 強皮症の潰瘍治療

　強皮症の潰瘍治療には、内因的・外因的な悪化因子を取り除きながら、安静や保温を心がけ、局所と全身的な薬物療法をいろいろ組み合わせていくことが必要である。

　外科的治療においては、局所の過剰なデブリードマンなどの外科的治療は潰瘍をさらに拡大させる場合があり、十分な注意が必要である。同様に壊疽に対して指趾切断を行うと、断端から近位にさらに拡大することはしばしば経験される。

　保存的な治療を優先させ不必要な外科的侵襲を加えないことは、強皮症の潰瘍・壊疽の治療においてきわめて重要な点であり、壊疽も乾燥・自然脱落（autoamputation）を待つほうがよい場合も多い。寒冷を避け、安静にすることも重要な因子である。症例によっては、外来通院から入院加療にして急速に改善する場合もある。また、皮膚潰瘍の疼痛のコントロールも重要である。

❷ 全身性エリテマトーデス（SLE）に伴う皮膚潰瘍

　全身性エリテマトーデス（systemic lupus erythematosus：SLE）は、多彩な皮疹を呈し、ときにびらん・潰瘍を呈することがある（**図10**）。SLEにみられる非特異的皮膚症状のなかに、末梢血管障害性・循環障害性皮膚症状があり、皮膚潰瘍や壊疽が出現することがあるが、抗リン脂質抗体症候群・血管炎

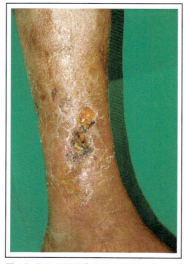

図10. SLEの石灰化を伴う下腿潰瘍

による皮疹との鑑別のため、皮膚生検やさまざまな血液検査が必要になってくる。

末梢血管障害や循環障害に対しては、循環改善薬や抗血小板薬などを必要に応じて投与していくことになる。抗リン脂質抗体症候群や血管炎が明らかになれば、それぞれに対しての治療が必要になってくる。

❸ 皮膚筋炎に伴う皮膚潰瘍

皮膚筋炎は、多彩な皮疹を呈し、びらんや皮膚潰瘍を生じることがある（**図11**）。

皮膚筋炎にしばしば出現する皮疹としては、手指関節背面の丘疹であるゴットロン丘疹、手指関節や四肢関節背面の（角化性）紅斑であるゴットロン徴候、拇指の尺側、示指・中指橈側の角化性局面であるメカニックスハンド（機械工の手）、上眼瞼の浮腫性紫紅色斑であるヘリオトロープ疹、顔面紅斑や浮腫、scratch dermatitis（むち打ち様紅斑）や多形皮膚萎縮、爪囲紅斑、爪上皮出血点、皮膚潰瘍、石灰沈着、水疱などが認められる。

皮膚筋炎における皮膚潰瘍やびらんの原因としては、血管障害に伴う紫斑や壊死を伴った穿掘性潰瘍、著しい scratch dermatitis に伴う、二次性に生じた浅い皮膚潰瘍やびらん、皮膚石灰沈着、脂肪織炎など多彩であり、原因に応じた治療が大切である。皮膚潰瘍の原因によっては、必ずしも皮膚筋炎の病勢と一致するわけではないことを念頭に置き、潰瘍治療と全身療法を分けて考えたほうがよい。

❹ 血管炎に伴う皮膚潰瘍

皮膚における血管炎は、しばしば皮膚潰瘍の直接的な原因となる。血管炎

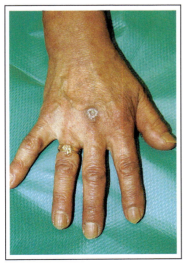

図11. 皮膚筋炎に伴う手背皮膚潰瘍

は、病理組織像でみられる壊死性血管炎を病気の主たる原因とした疾患群で、1994年に発表されたChapel Hill分類（通称"CHCC1994"）が2012年に改訂された（通称"CHCC2012"）。CHCC2012は、血管炎を旧来の血管の大きさから大血管、中血管、小血管の3カテゴリーに分ける一方で、多彩な血管を侵す血管炎、単一臓器の血管炎、全身疾患に関連した血管炎、病因が判明している血管炎の4カテゴリーを新たに追加し、計7カテゴリーで構成されている。

　小血管レベルは、ANCA関連血管炎の顕微鏡的多発血管炎、好酸球性多発血管炎性肉芽腫症、多発血管炎性肉芽腫症、および免疫複合体の関与するIgA血管炎、クリオグロブリン血症性血管炎、低補体血症性蕁麻疹様血管炎、抗糸球体基底膜病の計7疾患である。

　中血管レベルは結節性多発動脈炎と川崎病、大血管レベルは巨細胞性動脈炎と高安動脈炎である。皮膚潰瘍の原因として関連深いのは、小血管レベルの血管炎では抗好中球細胞質抗体（antineutrophil cytoplasmic antibody：ANCA）関連血管炎3疾患、IgA血管炎、クリオグロブリン血症性血管炎である。さらに、中血管レベルの血管炎の結節性多発動脈炎、単一臓器の血管炎の皮膚白血球破砕性血管炎、皮膚動脈炎（皮膚型結節性多発動脈炎に相当）が挙げられる。血管炎が疑われる皮膚潰瘍では、診断確定のための皮膚生検による病理組織所見がきわめて重要である。血管炎による皮膚潰瘍の治療を考える場合には、原病の活動性をいかにコントロールするかが重要である。

❺ 関節リウマチに伴う皮膚潰瘍

(1)「血管炎性」と「非血管炎性」

　関節リウマチに伴う皮膚潰瘍の原因は、「血管炎性」と「非血管炎性」に大別され、さらに「非血管炎性」の皮膚潰瘍は、「静脈うっ滞による下腿潰瘍」、「圧迫に伴う軟部組織の虚血性壊死による潰瘍」、「皮膚の脆弱性を基盤とした外傷性潰瘍」、「関節リウマチに合併しやすい他疾患」などに分類できる。

(2)血管炎性：リウマトイド血管炎

　関節リウマチに合併しやすい他疾患で皮膚潰瘍の原因となるものに壊疽性膿皮症などがある。関節リウマチに伴う血管炎を総称して「リウマトイド血管炎」というが、本症では他の血管炎（結節性多発動脈炎、IgA血管炎、多発血管炎性肉芽腫症、好酸球性多発血管炎性肉芽腫症など）と比較して侵される血管のレベルが非常に多彩であるのが特徴である。つまり、リウマトイド血管炎は脂肪織の小動脈における壊死性血管炎と真皮の細静脈における白血球破砕性血管炎の両者の特徴を有する（本邦では慣習的に前者を伴う関節リウマチに対して「悪性関節リウマチ」という病名を使用し、後者には狭義の「リウマトイド血

管炎」という病名を用いるが、国際的には両者を含めて、関節リウマチに伴う血管炎の総称として「リウマトイド血管炎」を用いる。

　リウマトイド血管炎の臨床症状は多彩であり、皮下結節、網状皮斑、皮膚潰瘍、palpable purpura、血疱、紅色丘疹、紅色結節、紅色局面、斑状の紅斑あるいは紫斑、白色萎縮など一般的に血管炎の存在を疑わせるすべての皮疹が出現しうる。関節リウマチ患者にこれらの皮膚症状がみられた場合は、診断確定のため皮膚生検が必須となる。血管炎が生じている血管のレベルを正確に評価することは、適切な治療法の選択や予後の推測にも役立つため、皮膚生検の有用性はきわめて高い。

　リウマトイド血管炎は、皮膚症状以外にも間質性肺炎、消化管病変、心病変、多発性単神経炎など、関節リウマチにおけるさまざまな関節外症状の原因となる場合がある。関節リウマチにリウマトイド血管炎が合併する頻度は、0.7〜5.4％と報告されている。通常、関節リウマチの活動性が亢進している時期や、関節破壊が進行した症例など、罹病期間が長期にわたる症例（平均罹病期間10〜17年）にみられ、女性よりも男性に発症する頻度が高く、血清学的にはリウマチ因子高値例に多い。皮膚症状はリウマトイド血管炎患者の約75〜89％で認められ、多くは最初の関節外症状として発症するためリウマトイド血管炎の診断の契機となることが多い。

　全身症状を伴うリウマトイド血管炎は予後が悪いため、疑わしい皮膚病変は必ず皮膚生検を行い、早期診断早期治療を徹底することがきわめて重要となる。

(3) 非血管炎性の皮膚潰瘍

　「非血管炎性」の皮膚潰瘍の原因の多くは、強い循環障害と考えられている。関節リウマチ患者の皮膚では血管炎がない場合でも、血管の大小や動静脈に関係なく多くの血管に変性が認められることが知られており、「静脈うっ滞による下腿潰瘍」、「圧迫に伴う軟部組織の虚血性壊死による潰瘍」（関節の変形や拘縮および装具の不適切な装着などが原因）、「皮膚の脆弱性を基盤とした外傷性潰瘍」などが原因となる。

❻ 末梢動脈疾患（PAD）

(1) 末梢動脈疾患（PAD）とは

　末梢動脈疾患（peripheral arterial disease：PAD）は、虚血を引き起こす下肢のアテローム硬化である。軽度のPADは、無症状であることも、間欠性跛行を引き起こすこともある。重度のPADは、皮膚萎縮・脱毛・チアノーゼ・虚血性潰瘍・壊疽（**図12**）を伴う安静時疼痛を引き起こすことがある。

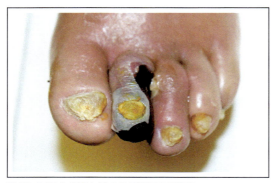
図 12. PAD に伴う左第 2 趾の糖尿病性壊疽

(2) PAD の危険因子

PAD の危険因子は、アテローム硬化の危険因子と同じで、高血圧症・脂質異常症・喫煙・糖尿病・アテローム硬化の家族歴である。肥満・男性・ホモシステイン高値も危険因子である。アテローム硬化は全身性疾患であり、PAD 患者の 50～75％ は臨床的に重大な冠動脈疾患 (CAD) または脳血管疾患も有する。しかし、PAD のために、患者は狭心症を誘発するほどの労作をしないため、冠動脈疾患は無症状であることもある。

(3) PAD の診断

PAD の診断は、病歴、身体診察、上腕足関節血圧比 (ankle-brachial pressure index：ABI) の測定により行う。特に、触診による末梢動脈拍動の低下・消失や皮膚温の低下の確認、しびれや冷感などの自覚症状の有無や喫煙歴についての詳細な問診をすることが推奨されている。ABI の測定値は、動脈硬化性疾患がなければ足関節と上腕の血圧はほぼ同じ数値であり、ABI は 1.0 となると考えられる。TASC II では 0.91～1.40 までが正常値とされている。0.9 以下の場合は下肢動脈疾患、すなわち PAD が疑われる。逆に 1.4 以上という高い数値の場合は、下肢動脈の石灰化が強いため、測定カフにより血管が圧迫されず、実際の血行動態を反映していないと考えられる。この場合、ABI 測定は適していないため、ほかの血管検査を行う。また、ABI が正常値にあっても、運動負荷をかけると ABI が低下することがある。ABI が正常値でも足の症状を訴える場合は、運動負荷の後に測定を行うべきである。

(4) 虚血進行の症状

虚血が進行するにつれて、しびれ、痛み、冷感、間欠性跛行などの自覚症状と末梢動脈拍動の低下消失や皮膚温の低下、皮膚色調の変化などの他覚症状が出現し、ついには潰瘍の難治化や壊疽に至る。この場合の潰瘍は足趾先端や趾間に多発性に生じることが多い。

(5) PADの治療

　軽度のPADの治療には、危険因子修正・運動・抗血小板薬・症状に対し必要に応じた抗血小板薬の投与などがある。重度のPADの治療には、血管形成術・外科的バイパス術が必要であり、肢切断術を要することもある。

　治療を行うと、一般に予後は良好であるが、冠動脈または脳血管の疾患がしばしば併存するため、死亡率は比較的高い。週3〜4回・3〜50分間で、安静運動のパターンで、トレッドミルまたはトラックを歩く運動は、重要であるが、十分に認識されていない治療法である。これは、無症状で歩ける距離を伸ばし、生活の質を改善する。足への血流を改善するために、脚を心臓より下に保つように、夜の疼痛軽減にはベッドの頭側を10〜15cm上げるとよい。

　寒冷および血管収縮を引き起こす薬物、多くの頭痛薬および感冒薬に含有されるプソイドエフェドリンなどを避けるとよい。予防的な足のケアは、特に糖尿病患者には不可欠である。これには、創傷や病変がないか足を毎日調べること、足病治療士による胼胝（俗称：たこ）と鶏眼の治療、毎日刺激性の少ない石鹸とぬるま湯で、足を洗浄してその後ゆっくりと完全に乾燥させること、熱傷を避ける、化学的損傷を避ける、合っていない履物などによる機械的損傷を避けることが含まれる。

　抗血小板薬は、症状をやや軽減し、歩行距離を向上させる。また、抗血小板薬は、アテローム発生を修正し、急性冠動脈症候群および一過性脳虚血発作の予防に役立つ。

7 静脈瘤

　下腿潰瘍の原因の大半を占める静脈還流障害の鑑別診断を行い、適切な治療に導けるようにすることが重要である。

(1) 静脈性下腿潰瘍

　静脈性下腿潰瘍（図13）においては、その原因である静脈うっ滞（静脈高血圧状態）に対する治療が大切である。本邦においては、大規模な下腿潰瘍の疫学調査は存在しないため、その正確な割合については不明であるが、下腿潰瘍の原因として静脈性潰瘍（一次性あるいは二次性静脈瘤による）を評価することは非常に重要である。下腿潰瘍の場合は、静脈性潰瘍（一次性あるいは二次性静脈瘤による）を疑い、検査を行うべきである。静脈性潰瘍では、病歴や症状に特徴があり、問診により、そのほかの原因による下腿潰瘍と鑑別診断できることが多い。潰瘍が生じる前に一次性下肢静脈瘤や深部静脈血栓症の症状である下腿の腫脹、だるさ、かゆみが、朝より夕方に多くみられ、夜間就寝中のこむら返りの訴えのあることが多い。一次性静脈瘤では、立ち仕事従事者や足に力を入れるスポーツ歴のあることが多く、深部静脈血栓症では、血液凝固

📖 用語解説

静脈性下腿潰瘍（じょうみゃくせいかたいかいよう）

静脈うっ滞性潰瘍、うっ滞性潰瘍、または単に静脈性潰瘍とも呼ばれる。静脈環流障害（いわゆる静脈うっ滞）により生じる潰瘍で、静脈高血圧状態により皮膚炎を生じ、これに打撲など小外傷が加わって潰瘍を生じることが多い。原因の多くは一次性下肢静脈瘤であるが、二次性下肢静脈瘤によっても生じる。下腿の下1/3から足背に生じることが多い。

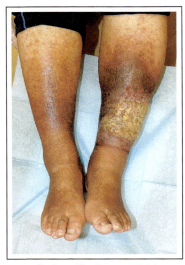
図13. 静脈うっ滞に伴う左下腿潰瘍

異常、長期臥床、悪性腫瘍の既往、下肢の外傷や固定、手術の既往（とくに人工膝・股関節置換術などの治療歴）があるなど問診は重要である。

(2) 圧迫療法

圧迫療法は静脈性下腿潰瘍に対する治療において、できる限り行うべき基本的な治療である。ただし、PADを合併している場合は、圧迫療法を行うと下肢が虚血に陥る可能性がある。PADがある場合、圧迫療法が動脈性血流障害につながる場合があるため、ABIなどで動脈血流障害が認められる場合には、過圧迫や不均一にならないように注意して圧迫療法を行う必要がある。

圧迫療法の前後に後脛骨動脈および趾間動脈をドプラ聴診することで、動脈血流を評価することも提唱されている。

また、心不全患者に圧迫療法を施行することで、心不全が悪化する可能性があるため、基本的には禁忌となる。ほかにも蜂窩織炎などの皮膚の急性炎症、神経障害を伴う糖尿病、急性期や疼痛の強い深部静脈血栓症などは医師と相談をして適応を決定する必要がある。患者や患者家族に圧迫療法への理解が不足している場合も圧迫療法に適さない。

圧迫療法は弾性包帯や弾性ストッキングを用いて行うが、適切な材料を用いて適切な圧を得られるように配慮しなくてはならない。使用する包帯は伸縮性の低い包帯（巻軸包帯、伸縮包帯、弾力包帯など）より、弾性包帯のほうが有効性が高い。

学習参考文献

1）武久洋三ほか. 看護師特定行為研修テキスト 区分別科目編. 日本慢性医療協会編. 兵庫, メディス, 2015.

引用・参考文献

1）創傷・褥瘡・熱傷ガイドライン―1 創傷一般ガイドライン. 日皮会誌. 127 (8), 2017, 1663.
2）創傷・褥瘡・熱傷ガイドライン―4：膠原病・血管炎にともなう皮膚潰瘍診療ガイドライン. 日皮会誌. 127 (9), 2017, 2033-75.

3 全身・局所のフィジカルアセスメント

Point

①フィジカルアセスメントとは、問診・視診・触診・聴診・打診などを通して、実際に患者の身体に触れながら、症状の把握や異常の早期発見を行うことである。日本語で「身体診察技法」ともいう。
②褥瘡の最優先共通事項は、予防である。予防にはリスクを早期に発見することが重要である。
③褥瘡予防・管理のアルゴリズムや褥瘡のリスクアセスメントに用いる全身観察・局所観察に必要な内容を説明する。

褥瘡予防・管理のためのアルゴリズムとリスクアセスメント

どのようなプロセスで対象者の褥瘡予防・管理を立案するか示したものが、「褥瘡予防・管理のアルゴリズム」である（**図14**）。

❶ 全身観察

全身観察は**図14**の褥瘡予防・管理のアルゴリズムの中で、対象者に対して最初に行われる行為である。

(1) 褥瘡発生リスクの評価スケール

褥瘡の発生リスクの評価スケールとして、**ブレーデンスケール、K式スケール、OHスケール、厚生労働省危険因子評価票**がある。ほかに、**小児患者用のブレーデンQスケール、脊髄損傷者用のSCIPUS（spinal cord injury pressure ulcer scale）、在宅療養者用の在宅版褥瘡発生リスクアセスメント・スケール（在宅版K式スケール）**などがある。

スケールを理解するうえで、知覚の認知、活動性、可動性、摩擦とずれ、過度な骨突出、浮腫、関節拘縮、皮膚湿潤、栄養状態の9項目が重要である。

①**知覚の認知**：圧迫による不快感に対して適切に反応できる能力である。
②**活動性**：寝たきりの状態であるか、座位保持ができるかなど行動の範囲のことである。
③**可動性**：体位を変えたり整えたりできる能力のことである。
④**摩擦とずれ**：シーツや椅子、抑制帯、補助具等でこすれたりずり落ちたりすることである。

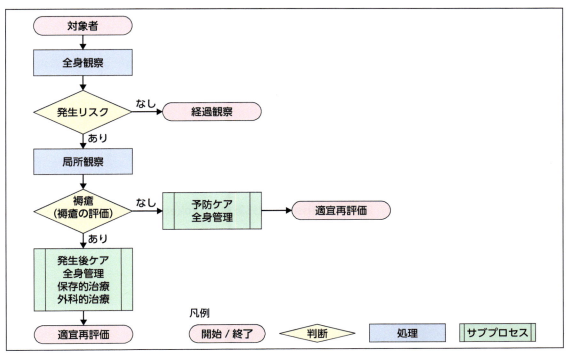

図14. 褥瘡予防・管理のアルゴリズム
褥瘡予防・管理ガイドライン（第4版）．褥瘡会誌．17（4），2015，491．より引用

⑤ **過度な骨突出**：病的骨突出ともいわれ、栄養失調や長期臥床、運動不足などにより、筋や皮膚などの軟部組織が萎縮することで、骨が皮膚から突出した状態のことである。
⑥ **浮腫**：皮膚、皮下組織などの間質に組織間液が過剰に貯留した状態である。
⑦ **関節拘縮**：関節の可動域が制限され、屈曲・伸展が困難になる状態である。病理学的には、関節包、靭帯、筋肉、筋膜、皮下組織、皮膚などが線維化することによる。
⑧ **皮膚湿潤**：多汗、尿失禁、便失禁により水分にさらされる程度の評価である。
⑨ **栄養状態**：普段の食事摂取の状況・量・点滴の頻度などの評価である。

❷ 局所観察

局所観察は全身観察によって褥瘡発生のリスクがあると評価された場合に行う行為である。

創傷の状態を把握するための局所観察には、TIME － Principle of WBP コンセプトや日本褥瘡学会が開発した DESIGN-R®を用いると理解が容易となる。

(1) TIME－Principle of WBPコンセプト

TIME － Principle of WBP コンセプトでは、**創面環境調整**（wound bed

> **📖 用語解説**
>
> **創面環境調整**
> （wound bed preparation：WBP）
> 創傷の治癒を促進するため、創面の環境を整えること。具体的には壊死組織の除去、細菌負荷の軽減、創部の乾燥防止、過剰な滲出液の制御、ポケットや創縁の処理を行う。

preparation：WBP）において、評価・是正されるべき4つの項目の「**T**issue（組織）」「**I**nfection/inflammation（感染/炎症）」「**M**oisture（湿潤）」「**E**dge of wound（創縁）」の頭文字をとって、「**TIME**」としている。

(2) DESIGN-R®

　日本褥瘡学会が開発したDESIGN-R®では、点数の重み付けによって、異なる褥瘡の重症度が比較できる。つまり、合計点が高い褥瘡ほど重症ということになる。DESIGN-R®では「**D**epth（深さ）」「**E**xudate（滲出液）」「**S**ize（大きさ）」「**I**nflammation/infection（炎症/感染有無・膿汁の有無・におい）」「**G**ranulation tissue（肉芽組織）」「**N**ecrotic tissue（壊死組織）」「**P**oket（ポケット）」の7項目を評価する。

　DESIGN-R®は1章5節で、TIME－Principle of WBPコンセプトは1章6節、11節で解説をする。

(3) 皮膚の視診時の注意点

　これらの評価のもととなる皮膚の視診は、十分に明るい場所で見ることが重要である。皮膚は、普段は衣服に覆われているので、清潔ケアの際に皮膚の視診をする。特に胸腹部や陰部は、入浴・清拭・陰部洗浄・部分浴などの折に行うとスムーズに観察できる。

学習参考文献
1）武久洋三ほか．看護師特定行為研修テキスト 区分別科目編．日本慢性医療協会編．兵庫，メディス，2015．
2）創傷・褥瘡・熱傷ガイドライン―1 創傷一般ガイドライン．日皮会誌．127（8），2017,1659-87．

引用・参考文献
1）褥瘡予防・管理ガイドライン（第4版）．褥瘡会誌．17（4），2015，491．
2）創傷・褥瘡・熱傷ガイドライン―1 創傷一般ガイドライン．日皮会誌．127（8），2017，1659-87．

4 慢性皮膚創傷の種類と病態

Point

①慢性皮膚創傷とは、正常な創傷治癒機転が働かない何らかの原因を持つ創のことをいう。
②慢性皮膚創傷には創の深さが浅いものと深いものがあり、病態や治療方法が異なるため理解が必要である。

慢性皮膚創傷の種類と治癒過程

1 皮膚創傷

皮膚創傷は、急性皮膚創傷と慢性皮膚創傷に分類される。急性皮膚創傷は、新鮮外傷や手術創など、創傷治癒機転が正常に働く創のことをいう。慢性皮膚創傷は正常な創傷治癒機転が働かない創傷のことで、その原因として基礎疾患など全身的な要因と局所的な要因との大きく2つに分かれる（p23 図7 参照）。

基礎疾患に関しては1章2節、全身的な要因と局所的な要因に関しては1章3、7節において説明している。

2 慢性皮膚創傷の治癒過程

慢性皮膚創傷の治癒過程は、炎症期・増殖期・成熟期の3相に分けられ、病期によって創傷治癒の主役となる細胞やサイトカインが異なる（p46 図19 参照）。また、慢性皮膚創傷は深さにより、真皮上層レベルのものを浅い慢性皮膚創傷、それ以上に深いレベルで感染や壊死物質が付着したものを深い慢性皮膚創傷に分けて治療の判断をする（図15）。

3 浅い慢性皮膚創傷と深い慢性皮膚創傷

浅い慢性皮膚創傷であるびらんや浅い潰瘍は、急性皮膚創傷と同様に正常な創傷治癒機転が働くことが期待できるため、感染や壊死を起こし、深い創傷にならないように、消毒や過度の洗浄を行わずに、表皮細胞の再生・遊走に適した環境を整えることが重要である。

深い慢性皮膚創傷は、毛包や汗腺を含まない深い真皮から、筋肉や骨などの深部組織の潰瘍である。感染や壊死物質の付着を認めるため、治療において大切なことは壊死組織の**デブリードマン**と滲出液のコントロールである。壊死物

用語解説

デブリードマン
死滅した組織、成長因子などの創傷治癒促進因子の刺激に応答しなくなった老化した細胞、異物、およびこれらにしばしば伴う細菌感染巣を除去して創を清浄化する治療行為。
①剪刀（ハサミ）やメスなどを用いて壊死組織を切除・掻爬する外科的デブリードマン、②酵素製剤などが含有された外用剤を用いて壊死組織を融解させる化学的デブリードマン、③閉塞性ドレッシングによる自己融解作用を用いたデブリードマン、④機械的方法（wet-to-dryドレッシング法、高圧洗浄、水治療法、超音波洗浄など）によるデブリードマン、⑤ウジによる生物学的方法などさまざまな種類がある。

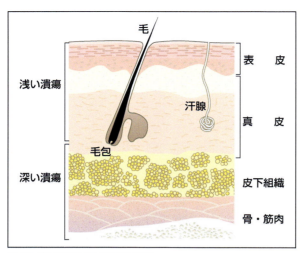

図15. 浅い潰瘍と深い潰瘍の解剖
浅い潰瘍：真皮までにとどまる
深い潰瘍：真皮深層から深部組織（皮下組織や筋組織）にまで及ぶ

質は上皮化を妨げるだけではなく、滲出液の増加の一因や細菌感染の温床になりえる。適度な滲出液による創面の湿潤環境は創傷治癒促進が期待されるが、過剰な滲出液による湿潤は、下床の浮腫や創周囲が浸軟し、上皮化が遅延する原因となりえる。

学習参考文献

1）武久洋三ほか. 看護師特定行為研修テキスト 区分別科目編. 日本慢性医療協会編. 兵庫, メディス, 2015.

5 褥瘡の分類、アセスメント・評価

Point

① 褥瘡の定義と分類について学ぶ。
② 褥瘡に対して多種の評価項目があるが、用途に応じてよく使用されている分類、評価方法をここでは説明する。
③ 褥瘡の深達度の評価に NPUAP の褥瘡分類を用いる。
④ 褥瘡の重症度を数値化して評価をするために DESIGN-R®を用いる。
⑤ 褥瘡の表面の色調により治癒段階を黒色期、黄色期、赤色期、白色期に分けて治療方針決定に用いる。

褥瘡の定義

褥瘡は、日本褥瘡学会により、「身体に加わった外力は骨と皮膚表層の間の軟部組織の血流を低下、あるいは停止させる。この状況が一定時間持続されると組織は不可逆的な阻血性障害に陥り褥瘡となる」と定義されている。

外力とは、身体の外から加わる力のことであり、褥瘡発生の原因となる外力として圧力・剪断力・摩擦力などが考えられている。皮膚表面から外力が加わることにより、軟部組織に存在する血管が閉塞し、血流が低下、停止する。この状態が一定時間以上続くと、細胞障害が生じることで褥瘡となる。一定時間がどれくらいかは組織の耐久性によって異なるが、おおむね 2 時間と考えられている。

なお、一般的に 30mmHg 前後とされる毛細血管圧以上の力が加わると、阻血が生じると考えられており、褥瘡の予防には体圧分散が重要である。

褥瘡の分類

褥瘡は、大きく急性期・慢性期の褥瘡に分けられる（図 16）。また、急性期・慢性期の褥瘡は、真皮までの浅い褥瘡とそれより深い褥瘡とに大別される。褥瘡の局所治療・治癒予測にあたっては、適切な創面評価が必要であり、その評価に基づいて、適切な外用薬・ドレッシング材を用いる治療が行われる。

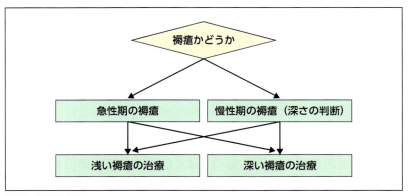

図16. 褥瘡の分類
創傷・褥瘡・熱傷ガイドライン―2：褥瘡診療ガイドライン．日皮会誌．127（9），2017，1938．を参考に作成

❶ NPUAPの褥瘡分類（図17）

　従来の褥瘡の分類では、主として褥瘡を深さによって分けていた。しかし、褥瘡は急性期と慢性期とに分かれ、慢性期では深さによって分類することで十分であったが、急性期の褥瘡では深さがわかりにくく、状態が急速に変化するという問題があった。

　こうした問題点を克服するために、米国褥瘡諮問委員会（NPUAP：National Pressure Ulcer Advisory Panel）の褥瘡分類の改訂が行われた。この改訂版においては、従来の深さによって褥瘡を分けることに加えて、壊死組織のために深達度がわからない場合と、**DTI**（deep tissue injury）が疑われ、急性期の段階では正確な深達度の評価ができない場合とが加えられている。

> **📖 用語解説**
>
> **DTI（深部損傷褥瘡）**
> NPUAPが2005年に使用した用語である。表皮剝離のない褥瘡（ステージⅠ）のうち、皮下組織より深部の組織の損傷が疑われる所見がある褥瘡をいう。2007年に改正されたNPUAPの褥瘡ステージ分類では、(suspected) deep tissue injury（深部損傷褥瘡疑い）という新しい病期（ステージ）が加えられている。また、褥瘡以外の損傷に対しては「深部組織損傷」と訳されることもある。

DTI（deep tissue injury）疑い 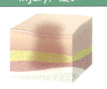	明らかな損傷はみられない。紫色や栗色に変色した限局した範囲の皮膚、もしくは血疱。圧力やずれ力に基づく皮下軟部組織の損傷に起因する。隣接部位と比較して、疼痛・硬結・脆弱・浸潤性で、熱感・冷感を伴ったりすることがある。適切な治療を行っても進行は速く、さらに深い組織が露出することもある
ステージⅠ 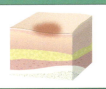	通常は骨突出部位に限局した消退しない発赤を伴う、損傷のない皮膚。周囲の組織と比較して疼痛を伴い、硬い・柔らかい・熱感や冷感があるなどの場合がある。皮膚色が濃い場合は、発赤が消退したかどうかはっきりしない場合があり、リスクのある患者とみなされる可能性がある。また、病変部の皮膚色は、周囲の皮膚と異なる場合がある
ステージⅡ 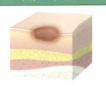	黄色壊死組織は伴わず、創底が鮮紅色で浅い開放性の潰瘍である真皮の部分欠損。破れていないか開放した、または破裂した血清で満たされた水疱の場合がある。なお、皮膚裂傷・テープによる皮膚炎・失禁関連皮膚炎・浸軟・表皮剥離の表現に用いるべきではない
ステージⅢ 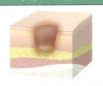	全層の皮膚欠損。皮下脂肪まで露出しているが、骨・腱・筋肉は露出していない。壊死組織を伴うこともあるが、組織欠損の深達度がわからなくなるほどではない。ポケットや瘻孔が存在することがある
ステージⅣ 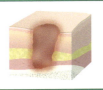	骨・腱・筋肉が露出した全層の組織欠損。黄色または黒色の壊死組織が創底に存在する場合がある。ポケットや瘻孔を伴うことが多い。褥瘡の深さは、解剖学的位置によって様々である。鼻梁部・耳介部・後頭部・果部には皮下（脂肪）組織がなく、褥瘡は浅くなる可能性がある。脂肪層が厚い部位では、非常に深い褥瘡が生じることがある。ステージⅣの褥瘡は、筋肉・支持組織（筋膜・腱・関節包など）に及び、骨髄炎や骨炎を生じやすくすることがある
判定不能 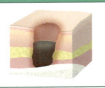	潰瘍の底面が、さまざまな色の壊死組織で覆われている全層の組織欠損

図 17. NPUAP の褥瘡分類

創面のアセスメント・評価

❶ 創面の色調による分類

本邦では、1998年の「褥瘡の予防・治療管理ガイドライン」において、NPUAPのステージⅢ・Ⅳに相当する深い褥瘡に関しては、褥瘡評価の観点から創面の色調による以下の4分類がなされた（**図18**）。

①**黒色期**：深い褥瘡が黒色壊死組織を有する
②**黄色期**：黄色の壊死組織
③**赤色期**：赤色の肉芽形成期
④**白色期**：白色の上皮が新生

❷ DESIGN®、DESIGN-R®

（1）DESIGN®、DESIGN-R®ツールの開発

その後、本邦においても褥瘡対策の重要性が認識されるようになり、多職種が参加する褥瘡対策において、全員が共通のツールを用いて正確に褥瘡を評価することの必要性が増してきた。2002年、日本褥瘡学会によって、褥瘡の状態を判定するDESIGN®ツールが作成された。

しかしながら、DESIGN®ツールにおいては、複数の患者の褥瘡を比較した場合、どちらの褥瘡がより重症であるか、DESIGN®の点数からでは判断できないという問題があった。この問題点を解決するために、DESIGN®の各項目に関する重み付けが行われ、2008年版としてDESIGN-R®が作成された。

（2）DESIGN-R®の特徴と評価項目

1．DESIGN-R®の評価項目

DESIGN-R®も、評価項目は、深さ（D：depth）、滲出液（E：exudate）、大きさ（S：size）、炎症/感染（I：inflammation/infection）、肉芽組織（G：

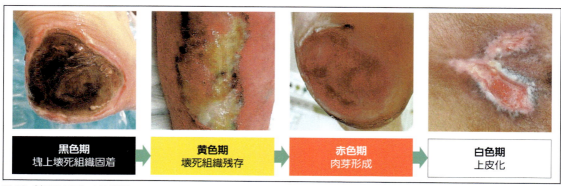

図18．創面の色調による評価

granulation)、壊死組織 (N：necrotic tissue) であり、これにポケット (P：pocket) が加わる。

　DESIGN-R®では、深さ (D) の点数は勘定に入れず、滲出液 (E)・大きさ (S)・炎症/感染 (I)・肉芽 (G)・壊死組織 (N)・ポケット (P) の6項目を点数化して、0～66点の合計点で評価する。具体的な点数のつけ方は1章11節に記載している。

2. DESIGN-R®のメリット

　DESIGN-R®の大きなメリットの1つは、複数の患者の褥瘡の重症度を比べることが、合計点数で可能となったことである。

　また、DESIGN-R®の特徴として、治癒期間の大まかな予測ができる。DESIGN-R®の合計点が9点以下であれば、約8割が、1ヵ月以内に治癒する。合計点が10～18点であれば、約6割が3ヵ月以内に治癒する。合計点が19点以上の褥瘡では、約8割が3ヵ月では治癒しない。

　DESIGN-R®に則り、褥瘡の深さ・表面の状態などを正確に評価し、重症度を具体的に数値化することが可能となった。これにより、大まかな治癒日数を予測できるようになった。

　こうしたツールを共通で活用することにより、適切な褥瘡の治療に結びつけることが重要である。

学習参考文献

1) 清水 宏. あたらしい皮膚科学第3版. 中山書店. 2018.
2) 武久洋三ほか. 看護師特定行為研修テキスト 区分別科目編. 日本慢性医療協会編. 兵庫, メディス, 2015.

引用・参考文献

1) 創傷・褥瘡・熱傷ガイドライン―2：褥瘡診療ガイドライン. 日皮会誌. 127 (9), 2017, 1938.
2) 日本褥瘡学会ホームページ. (http://www.jspu.org/jpn/member/pdf/design-r.pdf より引用)
3) NPUAPホームページ. (http://www.npuap.org/resources/educational-and-clinical-resources/pressure-injury-staging-illustrations/)

6 治癒のアセスメントとモニタリング（創傷治癒過程、TIME 理論等）

Point

① 慢性皮膚創傷治癒の過程は、大きく炎症期、細胞増殖期、成熟期・再構築期の 3 期に分けられる。
② 各時期には、種々の細胞・サイトカインなどが関与し、また各時期はオーバーラップする部分があり、その境界は明確ではない。
③ 各時期の機序を理解することは、適切な治療方法を選択するうえで重要である。

慢性皮膚創傷治癒の過程、メカニズム

1 治癒過程

慢性皮膚創傷の治癒過程は以下の 3 期に分けられる（**図 19**）。

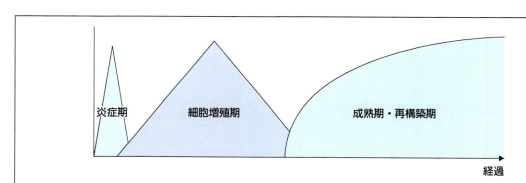

相	主な作用	主役となる細胞/蛋白	サイトカイン
炎症期	炎症細胞浸潤	血小板、コラーゲン、血管内皮細胞、好中球、マクロファージ	TGF-α、EGF、PDGF、IL-1、TNF-α、TGF-β、FGF
細胞増殖期	肉芽形成	血管内皮細胞、線維芽細胞、表皮細胞	EGF、TGF-β、PDGF、IL-1、TNF-α、IL-2、IL-6、FGF、VEGF
成熟期・再構築期	創収縮、上皮化	コラーゲン、線維芽細胞、表皮細胞	TGF-α、β、PDGF、IL-1、EGF

TGF-α：transforming growth factor-α．EGF：epidermal growth factor．PDGF：platelet derived growth factor．IL-1：interleukin-1．TNF-α：tumor necrosis factor-α．TGF-β：transforming growth factor-β．FGF：fibroblast growth factor．IL-2：interleukin-2．IL-6：interleukin-6．VEGF：vascular endothelial growth factor

図 19. 慢性皮膚創傷の治癒過程と関連するパラメーター
創傷・褥瘡・熱傷ガイドライン―1 創傷一般ガイドライン．日皮会誌，127（8），2017，1663 より転載©

①炎症期
②細胞増殖期
③成熟期・再構築期

　病期によって、創傷治癒の主役となる細胞や**サイトカイン**、増殖因子が異なるため、その相に合った創傷治癒環境を整えることが大切である。

(1) 炎症期

　炎症期は、好中球やマクロファージなどの浸潤により病原体の進入を防ぎ、異物の除去に当たる時期である。この時期に過剰な洗浄や消毒を行うと浸潤してきた細胞まで洗い流し、細胞自体を障害することになる。よりスムーズな炎症細胞浸潤のためには、清潔な湿潤環境を保つべきである。清潔な湿潤環境を保つことによって、瘢痕形成を抑制できることも動物実験で示されている。ただし、過度の炎症は創傷治癒を遅らせるため、創の状態によっては冷却効果のある湿布や **wet-to-wet dressing**（**生食ガーゼドレッシング法**）を選択してもいい時期である。

(2) 細胞増殖期

　細胞増殖期においては、血管新生と細胞外マトリックスが形成され、肉芽形成が起こる。さまざまなサイトカインが導入される時期であり、細胞の増殖を促進するためには、創面を湿潤環境におくべきである。

　この時期に壊死物質が付着すると細菌感染の温床となり、細胞外マトリックスの成熟が阻害されるため、積極的な壊死物質のデブリードマンや洗浄などが必要になる場合もある。

(3) 成熟期・再構築期

　成熟期・再構築期においては、細胞外マトリックスの成熟と皮膚細胞の再生・遊走が主体となる時期である。感染をコントロールしつつ、創面は湿潤環境に保つべきである。この時期の頻回のガーゼあるいはドレッシング材の交換は、再生・遊走した表皮細胞を障害する可能性があるので、慎重に行う必要がある。

❷ 褥瘡を含む慢性創傷の特徴

　褥瘡を含む慢性創傷では、創傷治癒が正常の3期に従っておらず、慢性炎症状態に留まっていると考えられる。また、上記の過程だけではなく、虚血再還流による組織障害が加わる。

　虚血再還流障害とは、虚血に陥った組織に血液が再還流すると、組織障害因子であるフリーラジカルなどが発生し、炎症性サイトカインの増加によって好

用語解説

サイトカイン
細胞が産生・放出する分子量30 kDa以下の小さな可溶性蛋白あるいは糖蛋白であり、標的細胞表面の受容体に結合して細胞の分化、増殖、活性化を制御することで、炎症、免疫応答、細胞増殖など生体の生理機能を調節する液性因子を総称してサイトカインと呼ぶ。

用語解説

wet-to-wet dressing（生食ガーゼドレッシング法）
創に生理食塩水で湿らせたガーゼを当て、湿潤環境を維持するドレッシング法をいう。

中球、マクロファージが浸潤して炎症、組織障害が増悪するという概念である。

❸ 創傷治癒遅延の要因

　創傷治癒を障害する全身的な要因として、栄養・凝固系の異常・酸素供給低下・糖尿病・薬物などがある。

(1) 栄養

　エネルギー、たんぱく質、各種ビタミン、微量金属の欠乏がある。エネルギー供給の低下は創傷治癒遅延の原因となり、低たんぱく血症（血中アルブミン値 3.0g/dL 以下）であれば、創傷治癒遅延が生じる。ビタミンCはコラーゲン合成に深く関与し、欠乏により正常なコラーゲン合成ができなくなり、出血する。また、ビタミンEには再生機能がある。ビタミンKは骨の石灰化調節因子・凝固因子に関与し、欠乏は創の止血機序に異常をもたらす。亜鉛・鉄・銅・マグネシウムなどの微量元素の欠乏は、コラーゲン合成・表皮細胞の角化が阻害されるため、創傷治癒の遅延が生じる。

(2) 凝固系の異常

　血小板減少・播種性血管内凝固症候群（DIC）・肝硬変・抗凝固薬の服用・ビタミンK不足などがあれば、出血傾向があり、創の止血が障害され、創傷治癒遅延が生じる。

(3) 酸素供給低下

　酸素供給低下で創傷治癒の遅延が生じる原因には、出血・肺での酸素取り込み障害・血流障害・創部への酸素供給減少がある。出血では赤血球が減少するために酸素供給が減少する。そのため、赤血球が減少している貧血状態でも創傷治癒遅延を生じる。肺での酸素取り込み障害は各種心肺疾患で生じる。血流障害により末梢の組織での酸素供給不足が生じる。代表的な疾患として閉塞性動脈硬化症がある。

(4) 糖尿病

　創部への酸素の供給の減少や、細胞に対する糖の供給が減少し、創傷治癒の遅延が生じる原因となる。

(5) 薬物

　ステロイド薬や免疫抑制薬、抗凝固薬がある。ステロイド薬は炎症やコラーゲン合成を抑制し、免疫抑制薬は炎症を抑制し、抗凝固薬は創の出血傾向を増悪させることで創傷治癒を遅延させることがある。消毒液・外用薬による接触

皮膚炎や細胞毒性も創傷治癒遅延の原因となる。

(6) 創傷治癒を障害する局所的な因子

創内部の異常・血行障害・局所環境などが挙げられる。創に細菌感染・真菌感染や創部に異物・壊死組織・血腫があれば、創傷治癒の遅延が生じる。

また、縫合創では強く緊張がかかった創縁・強く結ばれて表皮に血流障害を起こしている縫合糸・創周囲の浮腫も血行障害の原因となり、創傷治癒の遅延が生じる。

TIME 理論と WBP

近年、慢性創傷に対する治療概念である wound bed preparation（WBP）が提唱され、広く受け入れられている。日本褥瘡学会用語委員会（委員長：立花隆夫）の用語集では、WBP は「創面環境調整」と訳され、「創傷の治癒を促進するため、創面の環境を整えること。具体的には壊死組織の除去、細菌負荷の軽減、創部の乾燥防止、過剰な滲出液の制御、ポケットや創縁の処理を行う」と定義されている。WBP は褥瘡、糖尿病性皮膚潰瘍、動脈性・静脈鬱滞性潰瘍、熱傷性潰瘍など広い分野の創傷が対象である。

WBP では、治癒の障壁となる 4 項目を分析・評価し治療を行うことにより、効果的な創傷管理戦略が施行できるように体系化されており、この治癒の障壁となる 4 項目の頭文字をとって TIME と呼ばれている（**図 20**）。

治癒阻害の 4 項目を分析・評価 ➡ 効果的な治療・処置につなげる

TIME（創傷治癒阻害要因）	WBP（創面環境調整）の評価項目	治療法	具体的処置
Tissue (non-viable or deficient)	活性のない組織または組織の損傷	デブリードマン	5 種類のデブリードマン（自己融解的、外科的、酵素的、機械的、生物学的）
Infection or inflammation	感染または炎症	感染原因の除去	局所洗浄、局所・全身への抗菌薬投与
Moisture (imbalance)	滲出液のアンバランス	最適な湿潤環境の維持	適切な創傷被膜材、陰圧閉鎖療法
Edge of wound (-non advancing or under-mined)	創縁の治癒遅延または皮下ポケット	デブリードマン、理学的療法	外科的デブリードマン、陰圧閉鎖療法

図 20. TIME
創傷・褥瘡・熱傷ガイドライン―1 創傷一般ガイドライン. 日皮会誌, 127 (8), 2017, 1665 を参考に作成

TIME は wound bed preparation の実践的指針として、創傷治癒阻害要因を **T**（**T**issue：組織），**I**（**I**nfection/inflammation：感染または炎症）、**M**（**M**oisture：湿潤）、**E**（**E**dge of wound：創縁またはポケット）の側面から検証し、治療・ケア介入に活用しようとするコンセプトをいう。治療を WBP の臨床的介入の前後で分けて考えると理解しやすい。

学習参考文献

1）日本褥瘡学会ホームページ：http://www.jspu.org/jpn/member/pdf/design-r.pdf

引用・参考文献

1）創傷・褥瘡・熱傷ガイドライン—1 創傷一般ガイドライン. 日皮会誌. 127（8），2017, 1663.
2）創傷・褥瘡・熱傷ガイドライン—1 創傷一般ガイドライン. 日皮会誌. 127（8），2017, 1665.

7 リスクアセスメント（危険性の予測）

Point

① 褥瘡のケアの基本は予防である。そのためには、個々の患者の褥瘡発生の危険性を予測する必要がある。
② リスクアセスメントは患者の状態とともに変化するため、一度行えばよいものではない。定期的にリスクアセスメントを行い、ハイリスク患者を抽出することが必要である。
③ リスクアセスメントのスケールとしては、ブレーデンスケール、K式スケール、OHスケール、在宅版K式スケール、厚生労働省によって示されている褥瘡危険因子評価表などがあり、これらを適宜利用することが推奨されている。
④ スケールは誰が評価しても同じ評価、同じ得点となることが望ましい。

リスクアセスメント評価のためのスケール

　褥瘡発生のリスク要因を明らかにするために使用するスケールが、1988年Bradenらによって開発されたブレーデンスケールであり、今や世界標準となり、本邦でも浸透している。しかし、ブレーデンスケールの有用性の検証が進むにつれ、本邦の患者の状態や医療状況に即した褥瘡発生予測スケールが必要となり、K式スケール・OHスケールが発表された。

❶ ブレーデンスケール（表1）

　ブレーデンスケールは知覚の認知、湿潤、活動性、可動性、栄養状態、摩擦とずれの6項目を評価する。おのおの1点（最も悪い）4点（最も良い）、摩擦とずれは1～3点で評価し、最低6点から最高23点で、点数が低いほど、褥瘡発生の危険性が高いとされる。
　ブレーデンスケールを用いることで、褥瘡発生率の50～60％の低減および特殊ベッドレンタル費用や体圧分散マットレス費用の著明な削減ができたことが明らかにされている。ブレーデンスケールは褥瘡発生予測および費用対効果の面から有用なスケールであり、褥瘡予防プログラムに使用されることが推奨される。

(1) ブレーデンスケールの評価項目

1. 知覚の認知

　圧迫による不快感に対して、適切に反応できるかをみる項目であり、意識レ

表1. ブレーデンスケール

知覚の認知	1. まったく知覚なし 痛みに対する反応（うめく、避ける、つかむなど）なし。この反応は意識レベルの低下や鎮静による。あるいは、身体のおおよそ全体にわたり痛覚の障害がある	2. 重度の障害あり 痛みにのみ反応する。不快感を伝えるときにはうめくことや身の置き場なく動くことしかできない。あるいは、知覚障害があり、身体の1/2以上にわたり痛みや不快感の感じ方が完全ではない	3. 軽度の障害あり 呼びかけに反応する。しかし、不快感や体位変換のニードを伝えることがいつもできるとは限らない。あるいは、いくぶん知覚障害があり、四肢の1、2本において痛みや不快感の感じ方が完全ではない部分がある	4. 障害なし 呼びかけに反応する。知覚欠損はなく、痛みや不快感を訴えることができる
湿潤	1. 常に湿っている 皮膚は汗や尿などのために、ほとんどいつも湿っている。患者を移動したり、体位変換するごとに湿気が認められる	2. 大抵湿っている 皮膚はいつもではないが、しばしば湿っている。各勤務時間中に少なくとも1回は寝衣寝具を追加しなければならない	3. 時々湿っている 皮膚は時々湿っている。定期的な交換以外に1日1回程度、寝衣寝具を追加して交換する必要がある	4. めったに湿っていない 皮膚は通常乾燥している。定期的に寝衣寝具を交換すればよい
活動性	1. 臥床 寝たきりの状態である	2. 座位可能 ほとんど、またはまったく歩けない。自力で体重を支えられなかったり、椅子や車椅子に座るときは、介助が必要であったりする	3. 時々歩行可能 介助の有無にかかわらず、日中時々歩くが、非常に短い距離に限られる。各勤務時間中に、ほとんどの時間を床上で過ごす	4. 歩行可能 起きている間は少なくとも1日2回は部屋の外を歩く。そして少なくとも2時間に1度は室内を歩く
可動性	1. まったく体動なし 介助なしでは、身体または四肢を少しも動かさない	2. 非常に限られる 時々体幹または四肢を少し動かす。しかし、しばしば自力で動かしたり、または有効な（圧迫を除去するような）体動はしない	3. やや限られる 少しの動きではあるが、しばしば自力で体幹または四肢を動かす	4. 自由に体動する 介助なしで頻回にかつ適切な（体位を変えるような）体動をする
栄養状態	1. 不良 決して全量摂取しない。めったに出された食事の1/3以上を食べない。たんぱく質・乳製品は1日2皿（カップ）分以下の摂取である。水分摂取が不足している。消化態栄養剤（半消化態、経腸栄養剤）の補充はない。あるいは、絶食であったり、透明な流動食（お茶、ジュースなど）なら摂取したりする。または末梢点滴を5日間以上続けている	2. やや不良 めったに全量摂取しない。普段は出された食事の約1/2しか食べない。たんぱく質・乳製品は1日3皿（カップ）分の摂取である。時々消化態栄養剤（半消化態、経腸栄養剤）を摂取することもある。あるいは、流動食や経管栄養を受けているが、その量は1日必要摂取量以下である	3. 良好 大抵は1日3回以上食事をし、1食につき半分以上は食べる。たんぱく質・乳製品は1日4皿（カップ）分摂取する。時々食事を拒否することもあるが、勧めれば通常補食する。あるいは、栄養的におおよそ整った経管栄養や高カロリー輸液を受けている	4. 非常に良好 毎食おおよそ食べる。通常はたんぱく質・乳製品を1日4皿（カップ）分以上摂取する。時々間食（おやつ）を食べる。補食する必要はない
摩擦とずれ	1. 問題あり 移動のためには、中程度から最大限の介助を要する。シーツで擦れずに身体を移動することは不可能である。しばしば床上や椅子の上でずり落ち、全面介助で何度ももとの位置に戻すことが必要となる。けいれん、拘縮、振戦は持続的に摩擦を引き起こす	2. 潜在的に問題あり 弱々しく動く、または最小限の介助が必要である。移動時、皮膚はある程度シーツや椅子、抑制帯、補助具などに擦れている可能性がある。大概の時間は、椅子や床上で比較的よい体位を保つことができる	3. 問題なし 自力で椅子や床上を動き、移動中十分に身体を支える筋力を備えている。いつでも椅子や床上でよい体位を保つことができる	

Copyright:Braden and Bergstrom.1988、訳：真田弘美（東京大学大学院医学系研究科）／大岡みち子（North West Community Hospital. IL.. U.S.A）. を一部改変して引用
金沢大学医療技術短期大学部紀要. 1991, 15, p102.
Bergstrom N, Braden BJ, Laguzza A, Holman V. The Braden Scale for Predicting Pressure Sore Risk.Nurs Res. 36（4）, 1987, 205-10.

ベルと皮膚の知覚の2つの要素がある。両者の要素の得点が異なる場合は、低い方の得点を採用する。意識レベルは、元来のコミュニケーション能力にかかわらず、現状況においての判断であるため、人工呼吸器などでコミュニケーション方法に制限がある場合は3点となり、治療目的で意識レベルを落とした場合も得点が低くなる。

2. 湿潤

皮膚が湿潤に曝される頻度をみる項目である。失禁ばかりではなく、発汗やドレーンから排出される排液からの湿潤も含まれる。寝衣・寝具のなかには、おむつも含まれる。

3. 活動性

行動範囲を示し、圧迫が取り除かれる時間をみるだけではなく、動くことにより血流の回復を図ることをみる項目である。介助の種類や量よりも、動いている時間と回数が重要である。元来の活動能力ではなく、現状で動くことができる範囲を判断する。

4. 可動性

体位を変える能力を示し、骨突起部の圧迫を取り除く能力と本人の意思・動機を含むが、看護者や介助者が体位変換を行うことは評価しない。患者自身の寝返りを含めた体幹または四肢の動きの有無と、それが意思に基づくかどうかを評価する。完全に身体の向きを変えることと同様に、局所を浮かせたり、位置を変えたりすることも含まれる。なお、ギプスや義肢の使用や、下肢が弱っていることは、骨突起部に圧力がかかることを示している。

5. 栄養状態

普段の食事摂取状態をみる項目である。1皿（カップ）とは、その人が普段一人前として摂取する量を示す。1日だけではなく、1週間の継続した状態をみて評価する。自分で通常食を摂取することと、その他の方法（経管栄養・経静脈栄養）で摂取することが要素となっている。栄養摂取経路を併用し、その要素の得点が異なる場合は、主となる栄養摂取経路の得点を採用する。

経管栄養はヒトが栄養を摂取する方法としては最適ではなく、経静脈栄養は非生理的であることから、両者の判断は1〜3点までの評価とする。

6. 摩擦とずれ

摩擦とは皮膚が寝衣・寝具に擦れることを指し、ずれとは筋肉と骨が外力によって引き伸ばされることを指す。しかし、摩擦・ずれを完全に排除することは物理的に不可能である。採点の際には、可動性や活動性に惑わされないようにする必要がある。

可動性や活動性が低いと、摩擦とずれの項目の得点も低くなると考えがちであるが、可動性・活動性と摩擦・ずれとは関係がなく、摩擦・ずれが起きているかを、実際の状況を観察して判断する。

なお、看護者や介助者が患者の姿勢などを直す際に、1人で行えば1点、2人で行えば2点である。

(2) 評価の時期・頻度と臨床での評価

初回の評価時期は、患者が入院してから24〜48時間以内に行うとしているが、可動性・活動性が低下して寝たきりの状態、つまり可動性・活動性のいずれかが2点以下になったときから採点を始めるとよい。評価の頻度は、急性期では48時間ごと、慢性期では1週間ごとがよい。なお、高齢者の場合、入院後の1ヵ月間は1週間ごと、その後状態の変化がない場合は3ヵ月ごとに評価をすることを目安とする。

BergstromとBradenらは、アメリカの内科・外科病棟では16点以下になると褥瘡が発生しやすいと報告した。しかし、ケア方法が異なる本邦では、比較的看護力の大きい病院では14点、看護力の小さい在宅や施設では17点を目安にすることが妥当である。

❷ K式スケール（図21）

ブレーデンスケールは、リスクを評点化するという点で客観的に判断できることが利点である。しかし、特異度が低く実際には褥瘡が発生しないような患者に対しても過度のケアを講じてしまうこと、評価が質的内容を含むために評価に熟練を有して煩雑であることから、本邦では継続して使用されていないことが欠点であった。そこで、日本人の体型などを踏まえてK式スケールが考案された。

(1) K式スケールの評価方法

1. **採点**

前段階要因と引き金要因の2段階方式で行う。

2. **前段階要因**

自力体位変換、骨突出の有無、栄養状態であり、患者が普段からもっている恒常的な要因を指す。

3. **引き金要因**

体圧、湿潤、ずれであり、対象に新たに加わる要因を指す。

4. **評価方法**

1〜4点という質的評価方法ではなく、K式スケールは「YES」・「NO」で答え、「YES」を1点とする。要因ごとに小計を算出し、スケールの合計点を出す。前段階要因・引き金要因はともに0〜3点となり、合計点が高いほど、褥瘡発生の危険性が高いとする。特に引き金要因の得点が加算されたときに危険である。

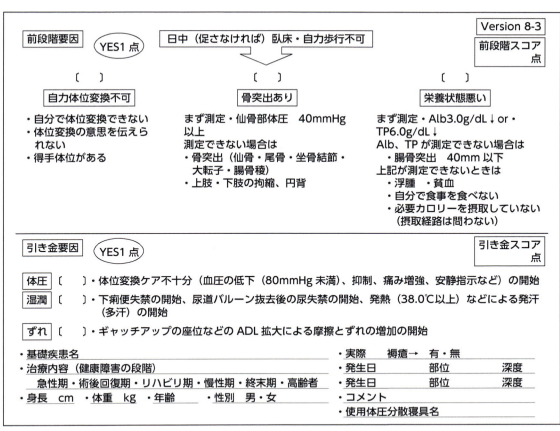

図 21. K式スケール
パームQを使用する場合は仙骨部体圧値50mmHg
copyright：金沢大学医薬保健学総合研究科褥瘡研究室

5. 注意点

各項目における判断基準のすべてに該当していなくても、いずれか1つ該当すれば「YES」1点とする。また、2つ以上の判断基準に該当しても、その項目の点数は2点にならずに1点である。

(2) K式スケールの評価項目

1. 自力体位変換

自分で体位変換ができない、体位変換の意思が伝えられない、ずっと自分の好みの体位（得手体位）でいる、のいずれかの状況に該当すれば「YES」とする。

2. 骨突出

骨突出の有無を判断する際、まずは体圧を測定する。簡易体圧測定器を用いて、仰臥位にて仙骨部の体圧測定を行い、40mmHg以上の場合「YES」とする。なお、2010年に本邦で発売されたマルチパッド型簡易体圧測定器（パームQ®）で体圧測定を行う場合は、50mmHg以上を「YES」とする。体圧が

測定できない場合、仙骨・尾骨・坐骨結節・大転子・腸骨稜の骨突出が明らかであったり、上肢・下肢の拘縮や円背があったりする場合「YES」とする。

3. 栄養状態

栄養状態は、採血データがある場合は血清総たんぱく値 6.0g/dL 未満、または血清アルブミン値 3.0g/dL 未満の場合「YES」とするが、血清アルブミン値を優先する。採血が困難な場合は、腸骨突出度を測定し、40mm 以上の場合「YES」とする。腸骨突出度の測定ができない場合は、浮腫・貧血の有無、食事の自力摂取の可否、摂取カロリーで判断する。

4. 体圧

患者の能力にかかわらず、なんらかの理由で、今まで実施していた体位変換ケアができなくなった状況の開始を指す。収縮期血圧 80mmHg 未満、疼痛の増強、安静指示などに該当すれば、「YES」とする。

5. 湿潤

排泄状況の変化（尿失禁・便失禁）に伴い皮膚が湿潤する場合、発熱などによる発汗や多汗で皮膚が湿潤する場合「YES」とする。

6. ずれ

ADL の拡大やケアの変更により、摩擦とずれが起こる状況に該当すれば「YES」とする。一般状態の回復に伴うリハビリテーションの開始も該当する。

(3) スケール評価の時期

なんらかの理由によって床上生活を余儀なくされている状態、促さなければ臥床になりがちな状態（床を離れる時間がポータブルトイレ使用時に限られる）などでスケールの評価を開始する。

前段階要因は、スケール評価の開始時から 2 週間ごと、状態が大きく変化しない高齢者では 1 ヵ月間隔で評価を行うことを目安とする。引き金要因は、1 週間ごと、状態の変化が著しい場合は 48 時間ごとに評価を行うことを目安とする。

前段階要因を 1 つでも保有している患者は、褥瘡発生の危険状態であるとスクリーニングができる。そして、前段階要因を 1 つでも保有している患者に引き金要因が 1 つでも加わると、1 週間以内に褥瘡が発生する危険が高いといえる。

❸ OH スケール（表 2）

1998（平成 10）年から 3 年間にわたる厚生労働省長寿科学総合研究班による調査を元に作成されたスケールである。4 項目からなり、点数配分は 0～3 点で、項目によって点数の重みが異なっており、得点域は 0～10 点となる。

表2. OHスケール

危険要因		点数
自力体位変換 麻痺・安静度 意識状態の低下（麻酔覚醒、薬剤）	できる どちらでもない できない	0点 1.5点 3点
病的骨突出（仙骨部）	なし 軽度・中等度 高度	0点 1.5点 3点
浮腫	なし あり	0点 3点
関節拘縮	なし あり	0点 1点

(1) 偶発性褥瘡か起因性褥瘡か

危険因子をもつかもたないかにより、発生した褥瘡を偶発性褥瘡と起因性褥瘡の2つに分類する。危険要因をもたない自立した人に発症した褥瘡を偶発性褥瘡といい、危険因子をもつ人に発症した褥瘡を起因性褥瘡という。本邦の高齢者における褥瘡は、後者の起因性褥瘡が多い。

(2) OHスケールの評価項目と評価方法

1. 自力体位変換

「できる」、「できない」、「これ以外のどちらでもない」の3つに分類する。できない原因には、麻痺・意識状態の低下・安静などがあるが、原因にかかわらず、自力で体位変換をどれだけできるかを評価する。

2. 病的骨突出

なし、軽度・中等度、高度の3つに分類する。骨突出とは、仙骨部中央から8cm離れたところで2cm以上の高低差があるかどうかを調べる。

3. 浮腫

なし、ありの2つに分類する。浮腫とは下肢・背部など、褥瘡部以外の場所で、指の圧痕が残る状態をいう。

4. 関節拘縮

なし、ありの2つに分類する。関節拘縮とは、四肢の関節可動制限があることである。

(3) OHスケールの評価方法

危険要因を採点し、その合計点により患者を4段階に分類する。偶発性褥瘡は危険要因なし：0点で、起因性褥瘡は、軽度：1～3点・中等度：4～6点・高度：7～10点に分類されている。

(4) OHスケールの長所と短所

　OHスケールにおいて、すべての危険因子を重症の状態でもつ場合、褥瘡発生率は91%とされ、たとえ治癒しても再発しやすい状態である。

　長所は、①シンプルで使用が容易、②OHスケールの各レベルごとの褥瘡発症確率・治癒期間が検証されている、③看護計画や治療計画を立てる際に有用、④各病院間の看護・介護レベルの比較が可能で医療の質が評価できる、などである。

　短所は、①栄養・湿潤の項目が入っていない、②ブレーデンスケールと比較し、採点誤差が心配、との報告がある。

❹ 在宅版K式スケール(図22)
(1) 在宅版K式スケールの特徴

　在宅における褥瘡発生予防には、在宅療養患者がもつ個体要因だけではなく、介護者の介護力を含む環境要因についてもアセスメントする必要がある。既存のK式スケールは個体要因を評価するものであり、これに介護力として栄養補給と介護知識の2項目を加えて在宅版褥瘡発生予測スケール（在宅版K式スケール）とした。

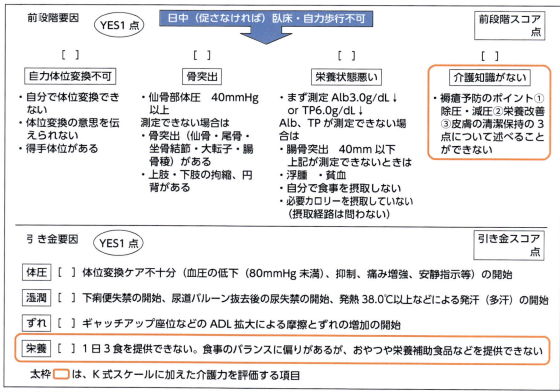

図22. 在宅版K式スケール
村山志津子ほか. 在宅版褥瘡発生リスクアセスメントスケールの開発. 褥瘡会誌. 2007, 9 (1), 28-37. より引用

採点は、K式スケール同様に、前段階要因と引き金要因の2段階方式で行い、該当すれば「YES」1点として、要因ごとに集計を出し、前段階要因・引き金要因の合計点を出す。なお、追加された介護力2項目以外は、K式スケールと同じ評価項目である。

(2) 在宅版K式スケールの評価項目

1. 介護知識（前段階要因）

介護を行ううえで、多くの知識が必要となるなかで、以下の3つのポイントのうち、1つでも知識がなければ「YES」とする。

介護知識で評価をする項目は、除圧・**減圧**、栄養改善、皮膚の清潔保持である。知識の有無は、介護者に質問をして答えられない場合に「知識なし」、とする。

2. 栄養（引き金要因）

介護者が、1日3食を提供できない、または、食事のバランスに偏りがあるが補食などの提供ができない状況に陥ったとき「YES」とする。

訪問看護師および在宅療養者とその介護者を対象として、在宅版K式スケールを検討している。予測妥当性は、ROC曲線を描き、在宅療養者の褥瘡発生予測に有効であると示唆された。

> **用語解説**
>
> **減圧（げんあつ）**
> 除圧と同様に接触圧力を下げることをいう。毛細血管の内圧とされてきた32mmHgを基準とし、それ未満にすることを除圧、それ以上を減圧と定義していたこともあったが、現在は区別していない。

(3) 在宅版K式スケールの評価者と評価時期

在宅版K式スケールは、療養者の要因だけではなく、介護者に介護力を評価する質問を行うため、訪問看護師が採点することが望ましい。長期在宅療養者の場合、前段階要因の変化は少ないため、1ヵ月間隔でよい。ただし、在宅療養開始時は状況の変化が考えられるため、前段階要因は1週間ごとに採点する。引き金要因は1週間ごとに採点する。

学習参考文献

1) 武久洋三ほか. 看護師特定行為研修テキスト 区分別科目編. 日本慢性医療協会編. 兵庫, メディス, 2015.

引用・参考文献

1) 創傷・褥瘡・熱傷ガイドライン―1 創傷一般ガイドライン. 日皮会誌. 127 (8), 2017, 1659-87.
2) 創傷・褥瘡・熱傷ガイドライン―2：褥瘡診療ガイドライン. 日皮会誌. 127 (9), 2017, 1933-88.
3) Bergstrom N, Braden BJ, Laguzza A, Holman V. The Braden Scale for Predicting Pressure Sore Risk. Nurs Res. 1987 Jul-Aug, 36 (4), 205-10.
4) 村山志津子ほか. 在宅版褥瘡発生リスクアセスメントスケールの開発. 褥瘡会誌. 2007, 9 (1), 28-37.
5) 大浦武彦ほか. 全患者版褥瘡危険要因スケール（大浦・堀田スケール）のエビデンスとその臨床応用. 褥瘡会誌. 7 (4), 2005, 761-72.

8 創傷および褥瘡治癒と栄養管理

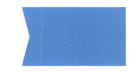

Point

① 褥瘡の発生要因は多くの因子が関与していて、「個体要因」と「環境・ケア要因」に分類している。
② 栄養は「個体要因」と「環境・ケア要因」の両方に入っている重要な項目である。
③ 褥瘡発生前の予防とケア・栄養療法、褥瘡発生後の栄養療法に分けて解説をする。

褥瘡発生前の予防とケア

褥瘡の予防とケアには栄養（エネルギー、たんぱく質）、アミノ酸、ビタミン、微量元素の補給を行うことが推奨されている。

❶ 褥瘡予防に必要な最低エネルギー量

NPUAP/EPUAP ガイドラインでは、褥瘡を予防する場合に必要なエネルギーは少なくとも 25〜30kcal/kg/ 日とされている。

必要エネルギーの算出方法としてさまざまな方法があるが、代表的なものとして、『必要エネルギー＝基礎エネルギー消費量（kcal）×活動係数×ストレス係数』（**表 3**）がある。

❷ 必要たんぱく質

また、必要たんぱく質は、NPUAP/EPUAP ガイドラインでは、栄養リスクおよび褥瘡リスクがある場合は 1.25〜1.5g/kg/ 日とされている。

表 3. 必要エネルギーの算出方法（Harris-Benedict の式）

必要エネルギー＝基礎エネルギー消費量（kcal）×活動係数×ストレス係数 　　男性：66.47 ＋（13.75 ×体重）＋（5.0 ×身長）－（6.76 ×年齢） 　　女性：655.1 ＋（9.56 ×体重）＋（1.85 ×身長）－（4.68 ×年齢） **活動係数**：活動状態により活動係数が変わる 寝たきり 1.0〜1.1、ベッド上安静 1.2、ベッド以外での活動 1.3、低い（身体活動レベルⅠ）1.50、ふつう（身体活動レベルⅡ）1.75、高い（身体活動レベルⅢ）2.00 **ストレス係数**：ストレス状態によりストレス係数が変わる 手術（術後 3 日間）軽度 1.2・中等度 1.4・高度 1.6、褥瘡 1.2〜1.6、感染症軽度 1.2〜1.5・重症 1.5〜1.8、熱傷　熱傷範囲 10％ごとに 0.2 増加、がん 1.1〜1.3

❸ 低栄養状態を確認する指標

褥瘡発生の危険因子となる低栄養状態を確認する指標として、日本褥瘡学会の「褥瘡予防・管理ガイドライン第4版」ではC1と推奨度は高くはないが、以下の5点が示されている。

①炎症、脱水などがなければ血清アルブミン値を用いてもよい（血清アルブミン値は3.5g/dL以下で褥瘡発生のリスクが高い）。

②**体重減少率**を用いてもよい（意図せずに週に3％以上、1ヵ月間に5％以上、6ヵ月間に10％以上の体重減少がある場合は、栄養状態の低下があると判断する。）、

③喫食率（食事摂取量）を用いてもよい（食事摂取量が普段の半量以下が数日続くときは低栄養状態の可能性がある。同時に水分、ナトリウム不足による脱水あるいは食欲不振がないかチェックをする）。

④主観的包括的栄養評価（Subjective Global Assessment：SGA）を用いてもよい。これは、患者の病歴と身体所見のみから実施可能な栄養評価ツールである。身体計測、消化器症状、食物摂取状況、ADLなどから構成され、1項目でも問題があれば低栄養状態の可能性がある（**図23**）。

⑤高齢者には簡易栄養状態評価表（mini nutritional assessment：MNA®）を用いてもよい。これは、高齢者の栄養状態を評価するツールである。高齢

> 📖 **用語解説**
> **体重減少率**
> 体重減少率＝（平常時体重 − 現在の体重）/ 平常時体重×100で計算される。

A 病歴
1. 体重変化
   - ☐ 過去6ヵ月間の体重：＿＿＿＿kg、減少率＿＿＿＿％
   - ☐ 過去2週間の体重変化：☐ 変化なし ＿＿＿＿kg（☐ 増加 ☐ 減少）
2. 食物摂取変化（通常と比較した場合）
   - ☐ 変化なし
   - ☐ 変化あり（期間）＿＿＿＿＿＿＿＿（☐ 週 ☐ 月）
   食事内容：（☐ 固形食 ☐ 十分な流動食 ☐ 不十分な流動食 ☐ 絶食）
3. 消化器症状（2週間以上の持続）
   - ☐ なし ☐ 悪心 ☐ 嘔吐 ☐ 下痢 ☐ 食思不振
4. 身体機能
   - ☐ 機能障害なし
   - ☐ 機能障害あり：(期間)＿＿＿＿＿＿＿＿（☐ 週 ☐ 月）
   タイプ ☐ 日常生活可能 ☐ 歩行可能 ☐ 寝たきり
5. 疾患と栄養必要量
   初期診断名：＿＿＿＿＿＿＿＿＿＿＿＿＿＿＿＿
   代謝需要/ストレス：☐ なし ☐ 軽度 ☐ 中等度 ☐ 高度

B 身体（スコア：0 正常、1 軽度、2 中等度、3 高度）
- ☐ 皮下脂肪の喪失　（三頭筋＿＿＿＿＿＿　胸部＿＿＿＿＿＿）
- ☐ 筋肉喪失　　　　（四頭筋＿＿＿＿＿＿　三角筋＿＿＿＿＿＿）
- ☐ 浮腫　　　　　　（くるぶし部＿＿＿＿＿　仙骨部＿＿＿＿＿＿）
- ☐ 腹水　　　　　　（＿＿＿＿＿＿）

C 主観的包括評価
- ☐ A. 栄養状態良好　☐ B. 中等度の栄養不良　☐ C. 高度の栄養不良

図23. 主観的包括的栄養評価（SGA）

氏名：						
性別：	年齢：	体重： kg	身長： cm	調査日：		

下の□欄に適切な数値を記入し、それらを加算してスクリーニング値を算出する。

スクリーニング

A 過去 3 か月間で食欲不振、消化器系の問題、そしゃく・嚥下困難などで食事量が減少しましたか？
　0 ＝著しい食事量の減少
　1 ＝中等度の食事量の減少
　2 ＝食事量の減少なし

B 過去 3 か月間で体重の減少がありましたか？
　0 ＝ 3kg 以上の減少
　1 ＝わからない
　2 ＝ 1〜3kg の減少
　3 ＝体重減少なし

C 自力で歩けますか？
　0 ＝寝たきりまたは車椅子を常時使用
　1 ＝ベッドや車椅子を離れられるが、歩いて外出はできない
　2 ＝自由に歩いて外出できる

D 過去 3 か月間で精神的ストレスや急性疾患を経験しましたか？
　0 ＝はい　　　2 ＝いいえ

E 神経・精神的問題の有無
　0 ＝強度認知症またはうつ状態
　1 ＝中程度の認知症
　2 ＝精神的問題なし

F1 BMI　　体重 (kg) ÷ [身長 (m)]^2
　0 ＝ BMI が 19 未満
　1 ＝ BMI が 19 以上、21 未満
　2 ＝ BMI が 21 以上、23 未満
　3 ＝ BMI が 23 以上

　　BMI が測定できない方は、F1 の代わりに F2 に回答してください。
　　BMI が測定できる方は、F1 のみに回答し、F2 には記入しないでください。

F2 ふくらはぎの周囲長 (cm):CC
　0 ＝ 31cm 未満
　3 ＝ 31cm 以上

スクリーニング値
（最大：14 ポイント）

12-14 ポイント： □　栄養状態良好
8-11 ポイント： □　低栄養のおそれあり (At risk)
0-7 ポイント： □　低栄養

図 24. MNA®（簡易栄養状態評価表）

者の低栄養に強く影響する要因 18 項目あるいは 6 項目の合計点で評価する。6 項目の評価で低栄養に該当した場合は早期の栄養療法介入を検討する（**図 24**）。

❹ 褥瘡患者に対する栄養評価

また、日本皮膚科学会「創傷・褥瘡・熱傷ガイドライン―2：褥瘡診療ガイドライン」では、褥瘡のリスクのある患者および褥瘡患者に対する栄養評価に下記の項目も推奨されている。

(1) 体重

体重は栄養状態を反映する指標で、身体計測からBMI（Body Mass Index）を算出し、肥満や痩せを診断する。BMI＝体重kg／(身長m)^2、標準体重BMI＝22、痩せ＜18.5、肥満≧25である。

(2) 通常体重からの栄養障害の判断

さらに患者の通常体重（本人、家族などへの問診により求める）から85～95％の場合は軽度の栄養障害、75～84％で中等度障害、74％以下で高度障害と判断する。体重変化率では1週間で2％以上、1ヵ月で5％以上、3ヵ月で7％以上、6ヵ月で10％以上の低下がある場合は栄養障害の可能性がある。

(3) 身体の筋肉量、体脂肪量の推測指標

また、身体の筋肉量、体脂肪量を推測するのに**表4**の指標を参考にする。

(4) 臨床所見

主観的包括的評価（Subjective Global Assessment：SGA）を用いる。SGAは病歴の問診（体重変化、食物摂取変化、消化器症状、身体機能の程度、疾患と栄養必要量）と身体検査（脂肪量、筋肉量、浮腫の有無）の二本柱で構成される評価法で、主観的な栄養状態を評価するものではあるが、点数化されていないなど初心者には扱いづらい。したがって、高度の栄養不良と判断した場合はNSTあるいは栄養指導の専門家に相談する。

(5) 血液生化学的検査

主に肝臓の合成能で栄養状態が評価され、半減期の長いものは長期的な、短

表4. 筋肉量、体脂肪量の指標

> **上腕三頭筋皮下脂肪厚（TSF）**：利き腕でない腕の肩峰と尺骨頭の中間点でキャリパーを用いて測定する。体脂肪量を推測できる
> **上腕周囲（AC）**：筋肉量を推測できる
> **上腕筋周囲（AMC：AC（cm）－π×TSF（mm）/10）**：全身の筋肉量、徐脂肪体重の指標となる。拘縮が強く身体計測が難しい患者においても測定可能であるが、測定誤差があるので継続的に測定して変化をみることが大事である

いものは急性の栄養状態を反映する。血清アルブミンは半減期21日と長く、3.5g/dL以下は栄養不良のリスクとされるが、高齢者ではそれ以下のことも多く、3.0g/dLを目安とする場合もある。慢性栄養不良では筋肉量や皮下脂肪が減少しても低下しにくい。

　一方で、栄養状態と血清アルブミン値は必ずしも一致しないため、栄養状態の指標とするには問題があるとする報告がある。血清トランスサイレチン（プレアルブミン）は半減期2日と短く、急性栄養不良においては著明に低下するので現在の栄養状態の指標となる。17mg/dL以下では栄養不良の可能性がある。

　その他、血清トランスフェリン200mg/dL以下、血清コレステロール150mg/dL以下、総リンパ球数1,200/mm^{3}以下などが栄養状態不良の指標となりうる。

(6) たんぱく質・エネルギー低栄養状態の患者の褥瘡予防

　たんぱく質・エネルギー低栄養状態の患者の褥瘡予防には、年齢や疾患を考慮したうえで、高エネルギー、高たんぱく質のサプリメントによる補給が勧められている。ただし、それまでに栄養管理がされていない場合には、算出した必要エネルギー量の50〜60％で栄養管理を開始することが望まれる。

　また、経口摂取が不可能な患者の栄養補給は、必要な栄養量を経腸栄養で補給するか、それも不可能な場合は静脈栄養による補給を行う。

創傷・褥瘡発生後の栄養療法

1 消費量に見合った熱量とたんぱく質の補給

　褥瘡患者の安静時熱量消費量はしばしば亢進しており、これに見合う熱量とたんぱく質を補う必要がある。

　必要熱量は、簡易計算式から体重（kg）×25〜30（kcal/kg）、または基礎エネルギー消費量（Harris-Benedictの式から計算される）×活動係数×ストレス係数（kcal）から計算され、褥瘡治療の場合は活動係数1.2〜1.3、ストレス係数1.2〜1.3が適切と考えられている。

　日本褥瘡学会の『褥瘡予防・管理ガイドライン（第4版）』では推奨度Bで、褥瘡治癒のための必要エネルギーとして、基礎エネルギー消費量（BEE）の1.5倍以上を補給すること、必要量に見合ったたんぱく質を補給することが勧められている。具体的には、たんぱく質は1.1〜1.5g/kg/日を目標とする。

　通常食の摂取が不十分、不可能な患者では経腸栄養剤（L-6PM®、エレンタール®、エンシュア・リキッド®、ヘパンED®、メイバランス®、リーナレン®、

アイソカル® プラス EX）などの処方可能な栄養補給を検討する。

❷ 特定の栄養素の投与

　特定の栄養素の投与では、症例数は少ないがアルギニン、亜鉛、ビタミン C などの創傷治癒過程に関わる栄養素の投与で褥瘡の改善に有意差がみられたとの報告があるため、欠乏状態に陥らないように注意する。

　アルギニンは条件付き必須アミノ酸で、ヒドロキシプロリンの合成によるコラーゲンの合成効果があり、創傷治癒に重要なアミノ酸である。

　ビタミン C はプロコラーゲンがコラーゲンになる過程で必須のビタミンで、創傷治癒に重要である。

　ビタミン B_1 はコラーゲンの架橋形成に関連する補酵素で、体内での蓄積量が少なく、欠乏しやすいビタミンである。

　亜鉛は多くの金属酵素の活性中心に位置する重要な微量元素で、高齢者ほどその摂取量、体内含有量とも少なくなり、その欠乏は皮膚粘膜症状とともに創傷治癒の遷延をきたす。

　国内で使われている栄養補助食品には、アイソカル・アルジネード®、アバンド®、プロテインマックス®、ブイ・クレス®、テゾン®、エンジョイアルギーナ® などがある。嚥下の状態に応じて液状、ゼリー状などの形態を選択する。

❸ NST への早期のコンサルト

　創傷治癒を促進するため、栄養状態が悪く褥瘡のリスクが高い患者もしくは褥瘡を有する患者は早期に NST あるいは栄養指導の専門家にコンサルトすることが推奨されている。栄養状態の把握および栄養投与の計画に関しては NST あるいは栄養指導の専門家にコンサルトすることが必要である。

　実際、NST 導入に伴って消化器外科手術の術後に生じた褥瘡発生が減少した（$p=0.051$）とする報告があり、これは術後の絶食期間の短縮や周術期の血清アルブミンの上昇によるものと考えられている。また、別の報告では NST 導入により褥瘡の発生率が約 1/3 になったとされている。

❹ Refeeding 症候群

　低栄養を伴った褥瘡に対して栄養管理を開始する際に、Refeeding 症候群を考慮しておかなくてはいけない。Refeeding 症候群とは、慢性の低栄養状態に栄養管理を開始することで、低 P 血症、低 K 血症、低 Mg 血症が起こる状態である。臨床症状としては、電解質異常は 2～3 日以内、循環器系合併症は 1 週間以内、せん妄その他の神経症状はそれ以降に出現する。発症した場合は栄養の投与を中止し、電解質を補正する輸液を開始する必要がある。

学習参考文献

1）武久洋三ほか. 看護師特定行為研修テキスト 区分別科目編. 日本慢性医療協会編. 兵庫, メディス, 2015.
2）真田弘美ほか. NEW 褥瘡のすべてがわかる. 東京, 永井書店, 2012.

引用・参考文献

1）褥瘡予防・管理ガイドライン（第4版）. 褥瘡会誌, 17（4）, 487-557, 2015.
2）創傷・褥瘡・熱傷ガイドライン―2：褥瘡診療ガイドライン. 日皮会誌. 127（9）, 2017, 1933-88.
3）日本病態栄養学会編. 病態栄養認定管理栄養士のための病態栄養ガイドブック. 改訂第5版. 東京, 南江堂. 2016.
4）美濃良夫監. 褥瘡患者さんのための栄養ケアポケットガイド.（株）クリニコ.

9 褥瘡および創傷治癒と体圧分散

Point

① 褥瘡発生のメカニズムと外力について理解できる。
② 褥瘡および創傷治癒と体圧管理について理解できる。
③ 褥瘡および創傷治癒に有効な体圧管理についてアセスメントができる。
④ 褥瘡および創傷治癒に有効な体圧管理が検討・実施できる。

褥瘡は外力による循環障害の結果

　2005年、日本褥瘡学会において褥瘡の定義が示された。「身体に加わった外力は骨と皮膚表層の間の軟部組織の血流を低下、あるいは停止させる。この状況が一定時間持続されると組織は不可逆的な阻血障害に陥り褥瘡となる」。

　一見難しい内容に見えるが、たとえばベッド上臥床時、皮膚表面や血管、筋肉などの軟部組織は骨とベッドに挟まれる形となる。そこに圧力やずれ、摩擦力といった外力が発生、毛細血管圧（32mmHg）以上の圧力が加わることで毛細血管はつぶれ、血栓を形成し、血流障害が生じる。このような状態が2時間以上（2時間ごとの体位変換が褥瘡予防に有効であることや、さまざまな動物実験の結果から、おおむね2時間を指していると考えればよい）[1]継続すると、組織への酸素や栄養の供給が滞った結果、褥瘡が発生する。褥瘡とは外力による循環障害が生じた結果である。

体圧と体圧分散

1 骨突出部にかかる体圧

　身体に加わる圧力は、皮膚表面と接触面との間に生じる垂直に作用する接触圧と、そのなかで重力によって生じる体圧がある。骨突出部にかかる体圧は時間の経過とともに上昇し、骨突出部周辺の深部組織の毛細血管を圧迫、広範囲の組織損傷をきたす。

　褥瘡は外力による循環障害の結果であり、臥床時には、体重の約40％の荷重が仙骨部にかかるといわれている。また文献では、「70〜100mmHg以上の圧力が2時間以上皮膚に加わると、組織の損傷が起こる」[1]といわれており、褥瘡を予防するには、①外力の大きさを減少させる、②外力の持続時間を短縮

することが原則[2]とされている。このことからも骨突出部にかかる体圧を分散させることは、予防的な視点だけでなく、褥瘡および創傷治癒に必要不可欠なケアである。

❷ 体圧分散

体圧分散の方法には、体圧分散用具の使用、定期的な体位変換、ポジショニングがある。

(1) 体圧分散用具の選択

1. 体圧分散用具とは

体圧分散用具とは「ベッド、イスなどの支持体と接触しているときに単位体表面に受ける圧力を、接触面積を広くすることで減少させる、もしくは、圧力が加わる場所を時間で移動させることにより、長時間同一部位にかかる圧力を減少させるための用具」[2]とされている。

人間の身体には骨突出や生理的湾曲による凹凸があり、身体とマットレスとの接触面には限りがある。これまでは体圧分散用具を使用することで、身体の凹凸にかかる圧を取り除く「除圧」や、軽減させる「減圧」として考えられてきた。

2.「除圧」「減圧」から「圧再分配」へ

しかし体圧分散用具を使用するここで、圧が減少する場所もあれば、圧が増大する部位もあり、完全な除圧や減圧を図ることは困難であった。そこでNPUAPにより、体圧分散用具のコンセプトを「除圧」や「減圧」から「圧再分配」へと言い換えるよう提唱された。

圧再分配という機能を有していることで、身体の凹凸や生理的湾曲に沿うことができ、骨突出部や周辺組織にかかる圧力を分散させることが可能となる。適切な体圧分散用具を選択することは、褥瘡予防に有効な手段であり、患者のADLや拘縮の有無、そして全身状態を考慮し、適切な体圧分散が図れる用具を選択する必要がある。

(2) 圧再分配

圧再分配とは、接触面に加わる圧を以下の3つの機能で分配し、一点にかかる圧力を減少させることをいう。その3つの機能とは、①沈める、②包む、③経時的な接触面の変化、である。

圧再分配の3つの機能

①沈める：immersion

身体を体圧分散用具内に沈める機能。これにより、骨突出部位に集中していた圧を周辺組織や他の骨突出部位に分配する。「沈める」という機能は、体圧

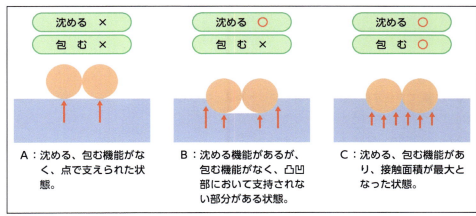

図 25. 鎮める、包むに関するイメージ図
日本褥瘡学会 編. 褥瘡ガイドブック 第 2 版. 東京, 照林社, 2015, 159. より作成

分散用具に使用される素材や厚みによって異なる。

②**包む：envelopment**
　骨突出部など身体の凹凸に対する体圧分散用具の変形能。変形することで身体と体圧分散用具の接触面積を拡大させることができる。

③**経時的な接触面の変化：change in areas of contact**
　接触面が時間に従って変化する機能。具体的にはエアマットレスのエアセルが周期的に変化することで、身体との接触面が変化すること。

　この圧再分配の機能をより確実に活用するため、伸縮性のあるシーツやカバーの利用、エアマットレスの内圧管理を検討する必要がある。また体圧分散用具の素材によっては、季節や温度の影響を受ける場合もあるため、注意が必要である。

　マットレスにみる圧再分配を**図 25** に示した。

(3) 体圧分散用具（寝具）の素材・特徴・適応

　体圧分散用具には静止型と圧切替型の 2 種類がある。

1. 静止型

　静止型とは、圧再分配として沈める・包むという機能を有している。マットレス上に臥床した際、マットレスの厚みと素材を利用し、身体が沈み込む。そして変形能により身体を包むことで、身体とマットレスの接触面積を広く得ることができ、体圧分散が可能となる。

　静止型の代表的な素材にはウレタンやゲル、ウォーター、ゴムなどがある。ゴムやゲルなど、材質によっては、気温による変形能の変化や、ウォーターでは冷感による不快を感じることもある。そのため使用する際、素材の特徴も理解しておく必要がある。静止型を使用する場合は、体圧 42mmHg 以下で管理することが望ましい。

2. 圧切替型

　圧切替型とは、圧再分配の3つの機能を有しているマットレスであり、エアマットレスが該当する。

　使用する患者の体重を入力することで、セル内圧が自動調整される。時間によりエアセル内の空気が自動で変化することで、身体とマットレスとの接触部位が変化し、同一部位にかかる圧を軽減させることができる。圧切替型を使用する場合は、体圧32mmHg以下で管理することが望ましい。

　最近では、ウレタンとエアを合わせたハイブリット型の体圧分散用具もある。それぞれの素材や特徴、適応については、**表5**を参照されたい。

　体圧分散用具は半永久的に使用できるものではなく、経年使用による劣化は避けることができない。静止型ウレタンマットレスの場合、素材や使用頻度によっても異なるが、マットレスの厚みの1%のヘタリが生じた場合、交換が必要である。そのまま使用し続けると、頭側挙上時に底付きによる褥瘡発生を生じる。エアマットレスも同様、各勤務帯での設定確認が必要である。安全に使用するためにも年1回程度のメンテナンスを行うことを勧める。

(4) 体圧分散寝具の選択基準

　日本褥瘡学会「在宅褥瘡予防・治療ガイドライン」で示された、体圧分散寝具の選択基準をp72 **図26**に提示する。

　患者の自力体位変換評価からスタートし、それぞれの項目を「はい」「いいえ」で選択していく。太枠および二重枠で囲まれた部分が、適した体圧分散寝具となる。筆者の勤務する施設においても、同選択基準をもとに、導入しているマットレスを記載した選択基準を活用している。患者に適した体圧分散寝具を選択することは、褥瘡予防ならびに褥瘡管理において有効なケアの1つである。そして選択した体圧分散寝具をもとに体圧測定を行っていく。

(5) 体圧測定

　選択した体圧分散用具が患者に適しているか否かを客観的に評価するためのツールとして、簡易式体圧測定器がある（p72 **図27**）。

　これは、患者の骨突出部にセンサーを当て、ベッドとの間に生じる体圧を測定する機械である。簡易式体圧測定器を用いることで、骨突出部にかかる体圧を数値で確認することができ、選択した体圧分散用具の有効性の根拠ともなる。測定部位は、仙骨部や踵部といった骨突出が顕著な部位のほか、褥瘡を有して入院された場合には、褥瘡部位の体圧を測定することで、創部の圧管理をより有効に実施することができる。また体幹の歪みや拘縮に対するポジショニングの評価としても活用することができる。

表 5. 体圧分散マットレスの種類

素材	特徴	適応
エア	〈メリット〉 ・マット内圧調整により個々に応じた体圧調整ができる ・セル構造が多層のマットレスは低圧保持できる（現在二層と三層がある） 〈デメリット〉 ・自力体位変換に必要な支持力、つまり安定感が得にくい ・鋭利なものでパンクしやすい ・付属ポンプのモーター音が騒音になる場合がある ・付属ポンプフィルターの定期的な保守点検が必要である ・付属ポンプ稼働に動力を要する ・圧切替型の場合、不快感を与える場合がある	・上敷型：自力体位変換ができずギャッジアップ45度以下の場合 ・圧切替型：自力体位変換ができず、食事や経管栄養等ギャッジアップ45度以上とする時間・頻度が多い場合
ウォーター	〈メリット〉 ・水の量により個々に応じた体圧調整ができる ・頭側挙上時のずれ力が少ない 〈デメリット〉 ・患者の体温維持のために、水温管理が必要である ・水が時間とともに蒸発する ・マットレスが重く、移動に労力を要する ・水の浮遊感のため、不快感を与える場合がある	自力体位変換ができず、ギャッジアップ45度以上とする時間・頻度が高い場合
ウレタンフォーム	〈メリット〉 ・低反発のものほど圧分散効果がある ・反発力の異なるウレタンフォームを組み合わせることで圧分散と自力体位変換に必要な支持力、つまり安定感を得ることができる ・動力を要しない 〈デメリット〉 ・個々に応じた体圧調整はできない ・低反発ウレタンフォーム上に体が沈みこみすぎ、自力体位変換に支障をきたす場合がある。とくに、可動性が低下している対象者には注意が必要である ・患者の移動に支障をきたす場合がある ・水に弱い ・年月が経つとへたりが起こり、圧分散力が低下する	・厚さ10cm以下 自力体位変換や座位バランスがとりやすいため、リハビリテーション期の患者によい ・厚さ10cm以上 自力体位変換が可能で、ギャッジアップ45度以上とする場合
ゲルまたはゴム	〈メリット〉 ・動力を要しない ・表面を拭くことができ、清潔保持できる 〈デメリット〉 ・十分な体圧分散効果を得るには厚みが必要であるが、それに伴って重量が増す ・マットレス表面温度が低いため、患者の体熱を奪う	自力体位変換や座位バランスがとりやすいため、リハビリテーション期の患者によい
ハイブリッド	〈メリット〉 ・2種類以上の素材の長所を組み合わせることができる ・エアとウレタンフォームの組み合わせがある 〈デメリット〉 ・体圧分散効果を評価するための十分なデータが不足している	自力体位変換が可能で、ギャッジアップ45度以上とする場合

日本褥瘡学会編．在宅褥瘡予防・治療ガイドブック 第3版．東京，照林社．2015, 57. を一部引用して作成

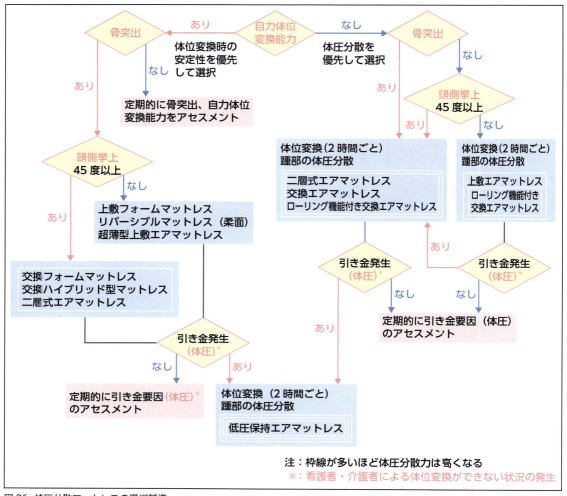

図26. 体圧分散マットレスの選択基準
日本褥瘡学会編. 在宅褥瘡予防・治療ガイドブック第3版. 東京, 照林社. 2015, 58. より引用

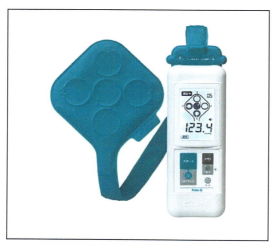

図27. 簡易式体圧測定器（パームQ、株式会社ケープ）

(6) 体位変換

　褥瘡および創傷管理における体位変換の目的は、「褥瘡発生および悪化予防」である。適切な体圧分散用具を使用しても、一定時間同一体位をとることで、骨突出部にかかる圧力や摩擦力の増加につながる。そのため定期的な体位変換の実施により、身体にかかる圧力や摩擦力を軽減させることができる。

　体位変換は「ベッドや椅子などの支持体と接触しているために体重がかかって圧迫されている身体の部位を、身体が向いている方向、挙頭の角度、身体の格好、姿勢などを変えることによって移動させることをいう」[1]。褥瘡予防ガイドラインにおいても「基本的に2時間以内の間隔で、体位変換を行うよう勧められる（推奨度B）」とされている。

　適切な体位変換は、褥瘡および創傷治癒に有効であるが、誤った体位変換は、褥瘡発生や褥瘡悪化につながる。

(7) 実際の体位変換

　患者の年齢や疾患、皮膚の状態、骨突出の有無などのアセスメント（1章3節参照）を行う。個々の患者により全身状態は異なり、呼吸器疾患や褥瘡を有して入院した患者では、側臥位となる間隔や褥瘡部位にかかる体圧にも注意が必要である。患者によっては得手体位があるため、患者や家族からの情報収集も必要である。患者の状態によっては、一部あるいは全介助での体位変換を行うが、残存機能を損なわないためにも、患者の状態を把握する必要がある。

(8) 体位変換時間

　2013年の体位変換時間実施状況によると、2時間ごとの体位変換を実施している割合は一般病院61％、療養型病棟を有する一般病院および大学病院においても50～60％という結果があり、一般的に定期的な体位変換時間として「2時間ごと」と考えられている。

　ベッド上での体位変換について、褥瘡予防・管理ガイドラインでは「基本的に2時間以内の間隔で、体位変換を行うよう勧められる（推奨度B）」としている。適切な体圧分散用具を使用している場合は3時間、あるいは上敷き二層式エアマットレスを使用する場合は4時間以内での体位変換の検討と、体圧分散用具の特徴によっても体位変換時間の設定は異なる。

　単に時間を設定するのではなく、使用される体圧分散用具の特徴や、使用時の体圧、ADLや骨突出の有無、皮膚耐久性、全身状態などを含めて時間設定をすることが、患者にとって有効な体位変換時間となる。

　統一した体位変換は、褥瘡および創傷管理において有効なケアの1つである。患者に関わるスタッフが常に有効なケアの提供につなげられるよう、体位変換スケジュールを提示する、または患者によっては治療上あるいは病状により、

体位変換時間の制限がある場合もある。単に時間で区切るのではなく、患者の安楽を最優先にするなど、柔軟な対応が必要である。

(9) ポジショニング

1. ポジショニングの目的と方法

体圧管理において重要なケアの1つにポジショニングがある。ポジショニングは、身体を固定させ動きを制限させるものではなく、クッションなどを利用し、拘縮による緊張緩和や身体の歪み（ねじれ）の調整、姿勢の安定と安楽な姿勢の確保などを行うことで、患者の動きをサポートすることにある。ポジショニングの目的も褥瘡予防だけでなく、関節拘縮の予防、呼吸補助を主としたポジショニングや安楽を目的としたポジショニングがある。

2. よいポジショニング

患者にとってよりよいポジショニングとは、安楽であることと考える。たとえば楽に呼吸することができる、身体の苦痛がない姿勢など、患者がゆっくり休むことができる姿勢と言えるかもしれない。

そのため適切なポジショニングを検討する際、患者の全身状態や病状に加え、骨突出部位や皮膚状態を把握する。実際のポジショニングでは、患者の足元に立ち、体幹の傾きや拘縮や円背の有無などを確認する。たとえば下肢の拘縮や、体幹の傾きがある場合、適切な体圧分散用具を用いても、得られる接触面積には限界があり、骨突出部位にかかる体圧が上昇する。そこでポジショニングクッション（**図 28**）などを用いて接触面積を広げることで、一点にかかる圧を低減させることが可能となる。その際、簡易体圧測定器を用い、クッション使用に伴う体圧の変化を確認することは、患者にとって適したポジショニングを提供することにつながる。ポジショニング実施後、実際に患者の身体の下に手を入れ、骨突出部の圧の状態を確認し、ずれを取り除くことで褥瘡発生の要

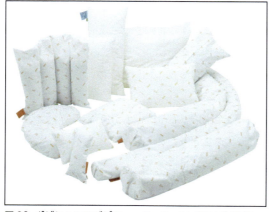

図 28. ポジショニングピロー、クッション（ロンボポジショニングピロー＆クッション、株式会社ケープ）

因を減らすことが可能となる。

3. 不適切なポジショニングの例

図 29 は、不適切なポジショニングの例である。ポジショニングクッションやピローの代用として、大量のタオル類が使用されている。

タオル類にクッション機能はなく、除圧目的で使用した場合、体圧上昇をきたすことがある。ポジショニングクッションの代用として、座布団や毛布類を使用する場合は、体圧の変化に注意する必要がある。またポジショニングクッションやピローをたくさん用いることで、患者の身体の動きを妨げてしまうこともある。

ポジショニングのポイントは、継続できないような無理なポジショニングを行うのではなく、患者の骨突出部位や拘縮の有無、ポジショニングによる体圧の変化などを、ケアを行う看護師間で情報共有することである。

(10) ずれと圧力への介入

冒頭で述べたが、褥瘡発生の要因は「外力と摩擦力」である。適切な体圧分散用具の選択と、患者に適した体位変換間隔やポジショニングを設定することで、褥瘡や創傷を早期に改善させることは可能である。しかし環境の変化により、有効なケアが継続できなくなった場合、褥瘡や創傷は悪化に転じる。

図 30 は、十分な体圧管理が行えず創底部に新たな褥瘡が発生した創傷と、その後ケア再検討により改善に至った創傷である。

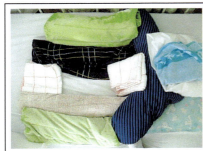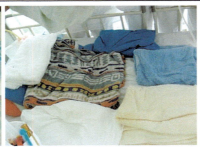

図 29. 不適切なポジショニングの例

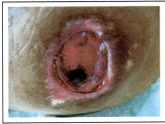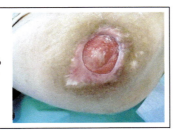

図 30. 十分な体圧管理が行えず創底部に新たな褥瘡が発生した創傷（左）と、その後ケア再検討により改善に至った創傷（右）

外力に対するケアを見直すことで、症状を改善させることは可能である。褥瘡および創傷治癒をめざしていくことは、患者の状態を知り、十分にアセスメントすることにほかならない。そして患者にとって有効なケアを検討し実施する。同じケアを漫然と続けるのではなく、さらに評価を繰り返していくことが必要である。そのため定期的にケアの評価を行うことを勧める。

学習参考文献
1）田中マキ子. ガイドラインに基づくまるわかり褥瘡ケア. 東京, 照林社. 2016.
2）宮地良樹ほか著編. エキスパートナース・ガイド 褥瘡治療・ケアトータルガイド. 東京, 照林社, 2009.

引用・参考文献
1）真田弘美ほか編著. NEW 褥瘡のすべてがわかる. 東京, 永井書店. 2012.
2）日本褥瘡学会編. 褥瘡ガイドブック第2版. 東京, 照林社. 2015.
3）市岡滋ほか編：治りにくい創傷の治療とケア. 東京, 照林社, 2011, 79.
4）宮地良樹ほか著編. エキスパートナース・ガイド 褥瘡治療・ケアトータルガイド. 東京, 照林社, 2009.
5）日本褥瘡学会編. 在宅褥瘡予防・治療ガイドブック第3版. 東京, 照林社, 2015, 57-8.

10 褥瘡および創傷治癒と排泄管理

Point

①排泄物が皮膚に与える影響について理解できる。
②排泄ケアの方法を理解できる。
③褥瘡および創傷を有する患者の排泄ケアについて、患者の状態をアセスメントし、必要なケアを検討し、実施、評価につなげることができる。

全体像を捉えたアセスメント→ケア→実施→評価

　本来人間の身体に「褥瘡や創傷」はない。褥瘡や創傷が発生するにはそれなりの原因がある。仮に「褥瘡発生」という現象にのみ目を向け対応策を検討しても、根本原因に対して対処を行わない限り、一時的に改善してもいずれ新たな褥瘡や創傷の発生、症状の悪化を引き起こす。

　では何を考えるか。起きている現象だけを考えるのではなく、患者の全体像を捉えてアセスメントし、褥瘡や創傷発生の原因を追究し、対応策を検討して実施し、さらに評価を行うことでのみ適切な症状改善につなげることができる。

　ここでは、褥瘡および創傷治癒のための排泄管理について考える。

排泄管理

❶ 排泄とは

　排泄とは、体内に取り込んだ食物や水分を体内で代謝し、不要となった代謝産物として尿や便を体外に出すことであり、動物が本来有している自然生理現象の1つであり、人間が生きていくうえで欠くことのできない行為である。

　すべての人々が同じ排泄行動をとることはなく、生まれ持った疾患や障害、そして国や地域、文化によっても排泄を行うための排泄行動は異なる。そして生活の中で何らかの障害や疾患により、これまでの排泄行動が行えなくなった場合、新たな排泄行動への切り替えが必要となることを理解しておく必要がある。

❷ 皮膚と排泄物

　皮膚のpHは4〜6と弱酸性である。皮膚のpHが弱酸性に保たれることに

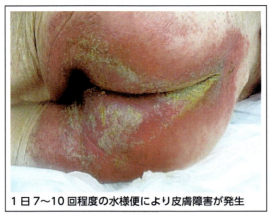

1日7～10回程度の水様便により皮膚障害が発生

図31. 排泄物による皮膚障害

より、皮膚が有するバリア機能が十分に発揮でき、細菌やウイルスの侵入を防ぐだけでなく、皮膚表面に付着した細菌などの増殖を抑え、アルカリ性に傾いたpHを再び弱酸性に戻す力や働きがある。

　尿のpHは4.8～8.0で、皮膚のpHに近く、排泄されたばかりの尿が皮膚に刺激となることは少ない。しかし尿の成分には水分のほか、尿素や微量の塩素、ナトリウム、カリウム、アンモニアなどを含まれており、排尿後時間の経過とともに尿成分が分解され、pHはアルカリ性に傾く。また尿路感染や薬剤の影響、さらには排泄される環境下によってもpHは容易にアルカリ性に傾き、皮膚にとって刺激物となる。

　また便は消化酵素を多く含んでおり、pHはアルカリ性である。特に下痢便では消化酵素が活性化されないまま排泄されるだけではなく、腸内細菌も一緒に排泄される。その結果、排泄物による化学的刺激に清拭やおむつの擦れなどの物理的刺激が加わることにより、皮膚障害の発生につながる（**図31**）。

❸ おむつ内の環境

　ここでは紙おむつに焦点をあて考えていく。最近では、各社それぞれに改良がされ、通気性に優れた製品も発売されている。おむつの特徴を知ることはおむつでの排泄をより快適にすることにつながる。

　紙おむつは皮膚にあたる部分は、不織布からなるトップシート、その下側に吸収時間の異なる吸収ポリマーと吸収綿、ギャザー、そしてポリエチレンからなるバックシートという構造が一般的である。吸収速度の異なる吸収体を使用することで、尿を素早く吸収し、逆戻りさせない工夫がされている。トップシートの目は細かく、尿は吸収できるが、便は性状を問わず完全に吸収されることはない。

　おむつは、排泄された排泄物だけではなく汗や皮脂も吸収している。汗や皮脂、そして体温により、おむつ内は常に高温多湿な状態であり、常に皮膚が湿

り気を帯びているという特異な環境下にある。おむつに吸収された汗も尿と同様、時間の経過とともに汗成分が分解されアルカリ性に傾き、細菌も増加する。また高温多湿な環境下とは、細菌や微生物が増殖するための好条件が揃っている環境ともいえる。

排泄物が創傷に与える影響

もし臀部や仙骨部に褥瘡などの創傷を有していても、尿・便意があり、トイレでの排泄ができる状態であれば、排泄物による創傷への影響について検討する必要性は低いと考える。しかし失禁での排泄管理が必要であり、かつ創傷を有する場合、排泄物の影響を理解しておく必要がある。ここでは排泄物による皮膚の**浸軟**、炎症、感染について述べる。

1 皮膚の浸軟

おむつ内環境の項でも述べたが、おむつ内は常に高温多湿な状態であり、皮膚は常に湿った状態にあるという特異的な環境下にある。そのため皮膚は過湿潤の状態から浸軟を生じる。浸軟が生じても角質層での水分の吸収が行われることで、症状の改善が期待できる。しかしおむつ内の特異的な環境下ではなかなか難しいことが現状である。その結果、皮膚のバリア機能は低下し、排泄物による化学的刺激や細菌や微生物による刺激、そして摩擦による物理的刺激により、皮膚障害を発生する（**図32**）。また創傷を有している場合、創からの滲出液も浸軟の要因となる。

滲出液に含まれる成分は、創治癒に必要な物質も多く含まれているが、過剰な滲出液は創周囲皮膚の浸軟を生じ、創治癒遅延の要因となる。そのため滲出液への対策も同時に実施していく必要がある。

> **用語解説**
> **浸軟（しんなん）**
> 浸軟とは、一般的に「ふやけ」のことで、角質が水分を大量に吸収して白色に膨潤した状態をいう。

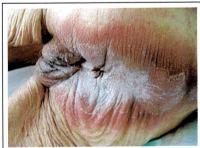
高温多湿な環境は細菌の増殖にとって好条件である

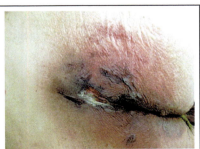
過湿潤による皮膚浸軟により、軽度な外力で発生した皮膚障害

図32. 高温多湿な環境下で発生した皮膚障害症例

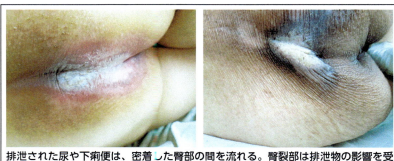

排泄された尿や下痢便は、密着した臀部の間を流れる。臀裂部は排泄物の影響を受けやすい場所の1つであり、画像のような浸軟を生じる

図 33. 排泄物による皮膚浸軟を生じた症例

❷ 排泄物による炎症・感染

　自力での排泄行動がとれる状況であれば創傷発生部位に関わらず、排泄管理の必要性は低いかもしれない。しかし創傷が仙骨部や尾骨といった排泄物の影響を受ける部位にある場合、排泄管理は重要である。なぜなら、排泄物の影響により、創傷悪化や新たな皮膚障害の発生、創への炎症、感染など、創傷治癒に大きく影響を及ぼすからにほかならない（**図 33**）。

　褥瘡が発生した時点で皮膚のバリア機能は破綻しており、さらに表皮が欠損しているなど創面を守るものがない場合、皮膚に付着した細菌や、尿・便中に含まれる細菌は容易に創面に侵入し、感染を引き起こし、創治癒遅延が生じる。創に細菌が侵入することで、すぐに炎症や感染が生じるわけでない。患者の全身状態や免疫力、そしてスキンケアを含めた創傷管理により感染を回避している。しかし、この状態が保たれなくなったとき、創感染が成立する。そのため患者の全身状態の管理と適切な創傷管理が必要となる。

排泄管理で必要なケア

❶ アセスメント

　すべてのケアについて共通していえることであるが、ケアの基本はアセスメントである。患者の全身状態に加え、創の状態、そして排泄物の性状などについてアセスメントを実施する。たとえばベッド上臥床が必要な状態で褥瘡を有していても、尿・便意があれば失禁以外の排泄管理の方法を検討することができる。しかし問題となるのは、尿・便意がなく失禁となる場合である。そのため排泄回数やタイミング、排泄物の性状を把握することで、たとえ失禁であっても化学的刺激を最小限にとどめることが可能となる。そして個人に適した排泄の方法を検討することや、失禁の状況によっては、泌尿器科の専門医との連

携が必要となる。

❷ スキンケア

　スキンケアとは「皮膚の生理機能を良好に維持する、あるいは向上させるために行うケアの総称」である。そして褥瘡ケアにおけるスキンケアには褥瘡予防のための「予防的スキンケア」と褥瘡発生後の「治療的スキンケア」の2つがある。予防的あるいは治療的スキンケアのどちらも洗浄、保湿、被覆、水分の除去が基本となり、褥瘡発生によりこれまでのケアを中断することはなく、継続したケアが必要となるため、ここでは一連のケアとしてお伝えする。

(1) 洗浄する

　失禁での排泄管理を行う場合、皮膚の清潔を保持し、皮膚に付着した汚れを取り除く洗浄は、皮膚の生理機能を良好に維持するうえで、最も重要なケアである。

　洗浄剤を泡立てることで、皮膚に付着した汚れを落としやすくするだけでなく、泡で優しく洗うことがポイントである。ゴシゴシと機械的刺激を加えることは、バリア機能の低下した皮膚にとって負担となるため避ける。また創傷を有している場合、創周囲の皮膚も併せて洗浄を行う必要がある。その際、失禁による汚れを洗い流したのち、創傷部分の洗浄を行うなど、創傷への配慮が必要である。

(2) 水分を拭き取る

　洗浄同様、機械的刺激となりやすいケアの1つである。最近では、押さえ拭きが一般的であり、乾いたティッシュペーパーやペーパータオルなどを用いて、軽く押さえ拭きをする。この際、皮膚の水分を残さないように拭き取ることで、皮膚の湿潤を減らすこともできる。

(3) 保湿する

　高齢者や創傷を有した皮膚、失禁にさらされる皮膚は、過湿潤や菲薄であり、バリア機能が低下した、とても脆弱な状態にある。保湿剤の種類によっては、摩擦を加える結果となる可能性もあるため、ローションやミルクタイプなど伸びのよいものを選択し使用することで、皮膚への負担を軽減できる。保湿剤を塗布するタイミングは、清拭時やおむつ交換時など、1日2回程度を基本に検討することを勧める。

(4) 失禁による化学的刺激に対するケア

　皮膚を失禁による化学的刺激から守る方法に、撥水クリームや被膜剤を使用

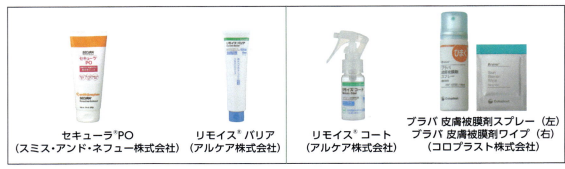

図 34. 撥水効果のあるクリーム剤と被膜剤

する方法がある。撥水効果のあるクリーム剤と被膜剤を上に示す（**図 34**）。

　皮膚の洗浄後、適量を手に取り優しく伸ばしていく。撥水の効果はそれぞれに異なるため、失禁の回数によっては、こまめな塗り直しが必要な場合もある。頻回な使用による摩擦が気になる場合は、被膜剤を噴霧する方法を選択することを勧める。

失禁管理の方法

❶ おむつの選択

　おむつの進化は進み、空気透過性に優れたものや、尿とりパッドに至っては、2 回分の尿を吸収するものから 7 回分の尿を吸収できるものなど、種類やバリエーションも豊富である。頻回なおむつ交換は、看護師のみならず患者にとっても身体的負担となり、羞恥心にもつながり、ストレスの要因となる。そのため患者の排尿パターンを把握して、個々の患者に適した尿とりパッドの選択や交換回数を検討することが必要である。

❷ 便失禁時の対応

　下痢便や軟便の場合、活性化されたままの腸液も同時に排泄されるため、皮膚への付着を最小限に抑える必要がある。おむつや尿とりパッドは、尿の水分を素早く吸収することは可能だが、便を吸収することはできない。そのため先に述べた撥水クリームや被膜剤を使用し、排泄物による化学的刺激を最小限に抑えるケアや軟便が吸収できるパッドの使用を検討する（**図 35**）。また強度な下痢便を生じている場合、肛門バルーンやストーマ装具を利用した方法などを検討することも必要である（**図 36**）。

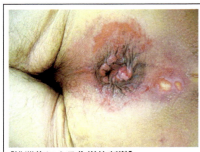
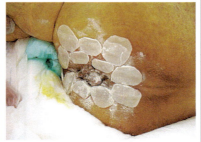

[排泄物による化学的刺激]
肛門周囲に表皮剥離あり

ハイドロコロイド材をモザイク状にカットし貼付した。滲出液を吸収し、浮き上がってきた部分のみを交換していく

図 35. 便失禁時の対応例：ハイドロコロイド材を利用した方法

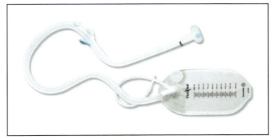

図 36. 便失禁時の対応例（フレキシシール® SIGNAL、コンバテックジャパン株式会社）
水様性の便を閉鎖式に回収・管理するシリコンチューブとコレクションパウチからなる便失禁管理システム

❸ 尿失禁時の対応

　便失禁同様、排尿回数や尿の性状によって、撥水クリームや被膜剤の使用を検討する。また感染尿など創傷への化学的刺激が強い場合は、医師と相談のうえ、尿道留置カテーテルの使用も検討する。

　尿とりパッドの当て方を工夫することも効果的な対応の 1 つである。男性の場合、排尿時に陰茎の動きによって尿とりパッドからずれる。三角に折った尿とりパッドが有効なこともあれば、尿とりパッドで陰茎を包む方法が有効な場合もある。

　女性の場合、シンプルに尿とりパッドを当てたほうが漏れも少なく、また不快感も少ない。尿とりパッドの中央を山折りにし、尿道口に当てることで排泄された尿が素早く尿とりパッドの吸収されるため、後ろへの伝い漏れを減らすことができる。

❹ 創傷への排泄物の侵入を防ぐ

　排泄物の侵入を最小限にすることが創傷治癒への第一歩である。排泄物によって創が汚染された場合は、速やかに洗浄を行い、創の清浄化を図る。そし

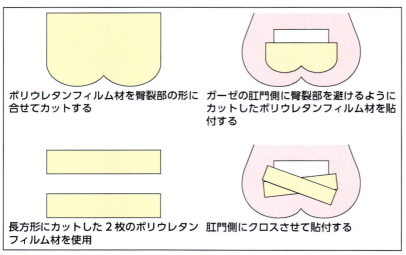

図37. ポリウレタンフィルム材の活用方法

て排泄物の侵入が考えられる場合、ポリウレタンフィルム材を貼付する方法がある（図37）。

　創の肛門側にポリウレタンフィルムを貼付する方法である。炎症や感染がある場合、密閉は避けたほうがいいので、肛門側のみに貼付する。炎症や感染の疑いがない創であれば、全体を覆っても構わない。このときのポイントは、臀裂部に配慮することである。臀裂部を避けるようにポリウレタンフィルム材を貼付する、あるいは臀裂部分のポリウレタンフィルム材を一部カットし貼付するなどの配慮をすることで、より剥がれにくく、排泄物の侵入を防ぐことが可能となる。

　創傷治癒を促進させるためにも、患者の排泄パターンや使用する物品の特徴を理解し適切に使用し、定期的な評価を行うことが早期治癒の近道である。

学習・参考文献

1）真田弘美ほか編著. NEW褥瘡のすべてがわかる. 東京, 永井書店. 2012.
2）日本褥瘡学会編. 褥瘡ガイドブック第2版. 東京, 照林社. 2015.
3）安部正敏. たった20項目で学べる褥瘡ケア. 皮膚科学　看護スキルアップシリーズ①. 東京, 学研メディカル秀潤社, 2014.
4）日本看護協会認定看護師制度委員会創傷ケア基準検討会. スキンケアガイダンス. 創傷ケア基準シリーズ③. 東京, 日本看護協会出版会. 2002.
5）田中秀子ほか. 失禁ケアガイダンス. 東京, 日本看護協会出版会, 2007.

11 DESIGN-R®に基づいた治療指針

Point

①褥瘡管理を行うにあたり、適切な治療やケアを選択する際、褥瘡の状態を正しく評価することが重要である。
②その際に褥瘡管理に携わるすべての職種の共通言語として周知されている評価ツールとして、DESIGN-R®がある。

DESIGN®の概要

　DESIGN®とは2002年に日本褥瘡学会学術委員会が、褥瘡の重症度を分類（重症度分類用）するとともに、治療過程を数量化（経過評価用）することを目的に開発された褥瘡状態判定スケールである。DESIGN®（図38）は、その点数により個々の褥瘡の治療経過を追うには有用であるが、複数の褥瘡を比較することができない。そこで、DESIGN®の個々の項目に重み付けを行い、2008年にDESIGN-R®（p87 図39）として改訂版が完成した。DESIGN®の項目では、深さ（Depth）、滲出液（Exudate）、大きさ（Size）、炎症/感染（Inflammation/Infection）、肉芽組織（Granulation tissue）、壊死組織（Necrotic tissue）の6項目とポケット（Pocket）の存在を評価できる。

　重症度分類用では、軽度はアルファベットの小文字で、重度はアルファベットの大文字で表す。

❶ 評価ツール使用時の注意点

　急性期は病態の変化が早く、また多岐にわたるため、評価ツールは使用しないことが原則とされている。基本的には1週間～2週間に1回、あるいは変化のあったときに採点し、治療方法を評価することが推奨されている。

(1) DESIGN-R®の表記方法

・DESIGN-R®の点数の表記は、「D点-E点S点I点G点N点P点：合計（点）」とする。
・大文字と小文字は区別して記載する。
・D（Depth）と他の項目の間には「-（ハイフン）」を入れる。
・合計点は、深さ（D）以外の6項目（滲出液、サイズ、炎症/感染、肉芽組織、壊死組織、ポケット）の合計を表記し、深さの点数は合計点には含めない。

DESIGN® 褥瘡重症度分類用

カルテ番号（　　　　　）
患者氏名（　　　　　）

			日時	/	/	/	/	/	/	/
Depth 深さ（創内の一番深いところで評価する）										
d	真皮までの損傷	D	皮下組織から深部							
Exudate 滲出液（ドレッシング交換の回数）										
e	1日1回以下	E	1日2回以上							
Size 大きさ [長径（cm）×短径（cm）]（持続する発赤の場合も皮膚損傷に準じて評価する）										
s	100未満	S	100以上							
Inflammation/Infection 炎症／感染										
i	局所の感染徴候なし	I	局所の感染徴候あり							
Granulation 肉芽組織（良性肉芽の割合）										
g	50%以上（真皮までの損傷時も含む）	G	50%未満							
Necrotic tissue 壊死組織（壊死組織の有無）										
n	なし	N	あり							
Pocket ポケット（ポケットの有無）		-P	あり							
部位 [仙骨部、座骨部、大転子部、踵骨部、その他（　　　）]										

© 日本褥瘡学会／2013

図38. DESIGN®（褥瘡重症度分類用）
日本褥瘡学会HP（http://www.jspu.org/jpn/info/design.html）より引用

DESIGN-R® 褥瘡経過評価用

カルテ番号（　　　）
患者氏名（　　　）

月日	/	/	/	/	/	/	/

Depth 深さ　創内の一番深い部分で評価し、改善に伴い創底が浅くなった場合、これと相応の深さとして評価する

d	0	皮膚損傷・発赤なし	D	3	皮下組織までの損傷				
	1	持続する発赤		4	皮下組織を超える損傷				
	2	真皮までの損傷		5	関節腔、体腔に至る損傷				
				U	深さ判定が不能の場合				

Exudate 滲出液

e	0	なし	E	6	多量：1日2回以上のドレッシング交換を要する				
	1	少量：毎日のドレッシング交換を要しない							
	3	中等量：1日1回のドレッシング交換を要する							

Size 大きさ　皮膚損傷範囲を測定：[長径 (cm) × 長径と直交する最大径 (cm)] *3

s	0	皮膚損傷なし	S	15	100以上				
	3	4未満							
	6	4以上 16未満							
	8	16以上 36未満							
	9	36以上 64未満							
	12	64以上 100未満							

Inflammation/Infection 炎症/感染

i	0	局所の炎症徴候なし	I	3	局所の明らかな感染徴候あり（炎症徴候、膿、悪臭など）				
	1	局所の炎症徴候あり（創周囲の発赤、腫脹、熱感、疼痛）		9	全身的影響あり（発熱など）				

Granulation 肉芽組織

g	0	治癒あるいは創が浅いため肉芽形成の評価ができない	G	4	良性肉芽が、創面の10%以上 50%未満を占める				
	1	良性肉芽が創面の90%以上を占める		5	良性肉芽が、創面の10%未満を占める				
	3	良性肉芽が創面の50%以上 90%未満を占める		6	良性肉芽が全く形成されていない				

Necrotic tissue 壊死組織　混在している場合は全体的に多い病態をもって評価する

n	0	壊死組織なし	N	3	柔らかい壊死組織あり				
				6	硬く厚い密着した壊死組織あり				

Pocket ポケット　毎回同じ体位で、ポケット全周（潰瘍面も含め）[長径 (cm) ×短径*1 (cm)] から潰瘍の大きさを差し引いたもの

p	0	ポケットなし	P	6	4未満				
				9	4以上 16未満				
				12	16以上 36未満				
				24	36以上				

合計*2							

部位 [仙骨部、坐骨部、大転子部、踵骨部、その他（　　　　）]
*1："短径"とは"長径と直交する最大径"である
*2："深さ"（Depth：d.D）の得点は合計には加えない
*3：持続する発赤の場合も皮膚損傷に準じて評価する

© 日本褥瘡学会 / 2013

図39. DESIGN-R®（褥瘡経過評価用）
日本褥瘡学会 HP (http://www.jspu.org/jpn/info/design.html) より引用

・壊死組織などにより深さの判定ができない場合には、「U（unstageable）：深さ判定が不能の場合」と表記する。

（2）DESIGN-R®評価の具体的採点方法

1．深さ（Depth）

・創縁と創底の段差の有無、創底の見える組織によって判定する（**図40**）。
・治療過程にある褥瘡は、創縁と創底の段差の程度によって判定する。

2．滲出液（Exudate）

・ドレッシング材、あるいはガーゼに付着している滲出液の量で判定する。
・ただし、ドレッシング材では種類により吸収量が異なり、標準化した滲出液

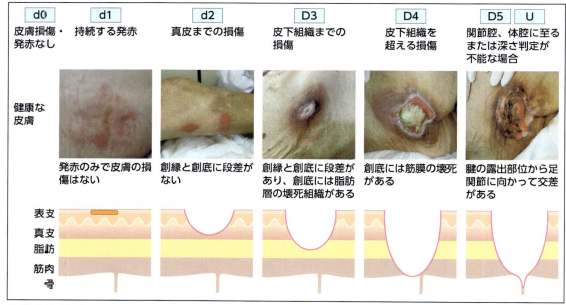

図40．深さの採点
日本褥瘡学会編．在宅褥瘡予防・治療ガイドブック第3版．東京，照林社，2015，26．を参考に作成

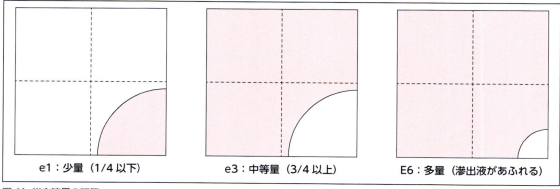

図41．滲出液量の評価
日本褥瘡学会編．在宅褥瘡予防・治療ガイドブック第3版．東京，照林社，2015，28．を参考に作成

の量の評価を行うため、ガーゼを貼付した場合を想定して交換回数で判定する。

- 1日分の滲出液がガーゼに付着するおおよその面積によって、e1 では 1/4 以下、e2 では 3/4 以下、e3 では 3/4 以上を目安に判定する（**図 41**）。
- 1日1回の交換でもドレッシング材から滲出液があふれ出る場合は、E6 と判定する。
- 1日2回の交換でもごく少量の滲出液が付着しているガーゼの場合は、e1 と判定する。

3. 大きさ（Size）

- 毎回同一体位で判定する。
- ポケット部は測定せず、肉眼的に外から見える皮膚損傷面を測定する。褥瘡皮膚損傷部の長径 a（cm）とこれに直交する最大径 b（cm）を掛け合わせたもの（cm^2）を数値とする（**図 42**）。
- 皮膚が欠損していなくとも、圧迫しても消褪しない発赤を含めて創の大きさを計測する。
- 創の形状に沿わない硬い樹脂製の定規では正確に創サイズを計測できないため、ディスポーザブルの紙製の定規などの使用が望まれる。

4. 炎症 / 感染（Inflammation/Infection）

- 炎症とは、壊死組織、圧迫、摩擦などによる機械的刺激により局所に起こった組織反応で、創周囲の発赤、腫脹、熱感、疼痛を伴う。
- 感染は、細菌が生体内に侵入して宿主体内において増殖することによって成立する。感染の徴候としては上記の症状に加え排膿、悪臭、全身発熱などを伴う。
- 「I9：全身的影響あり（発熱など）」の判定は、褥瘡部の感染による発熱の有無で判定する。

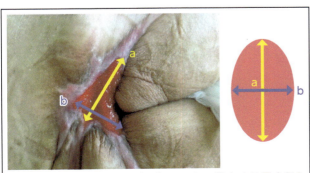

褥瘡皮膚損傷部の長径 a（cm）とこれに直交する最大径 b（cm）を測定し、それらを掛け合わせたものを数値とする

図 42. 大きさの採点

5. 肉芽組織（Granulation）

- 肉芽組織は、良性か不良かで 2 つに大別され、良性肉芽の割合を判定する。
- 良性肉芽とは、鮮紅色（牛肉色）で、かつ適度に湿潤した状態、不良肉芽とは、過度の湿潤環境で浮腫が起こったことによってブヨブヨと柔らかい肉芽組織、圧迫による損傷のため暗赤色を呈した肉芽組織、低栄養状態のために白っぽくなりピンク色（豚肉色）を呈した肉芽組織が該当する。

6. 壊死組織（Necrotic tissue）

- 壊死組織は、壊死組織の有無と硬さで判定する。硬さは鑷子などで壊死組織をつまみ、確認する。

7. ポケット（Pocket）

- 測定時には毎回同一体位で計測する。
- 皮膚損傷面のサイズとポケットを含めた長径とその長径と直交する最大径を測定し、それぞれを掛け合わせた数値から皮膚損傷面の数値を差し引いた値（図 43）。
- ポケット部に鑷子や綿棒を挿入し、ポケットの開口範囲を確認する。
  〈注〉ポケットの開口範囲を確認するとき、鑷子や綿棒は硬いため、ポケット内部の組織が損傷する危険性がある。骨突出部のポケットでは器具が創底の形状に沿って末端まで挿入できないために、不正確な計測になる可能性がある。それらのことを考慮すると褥瘡ポケット計測器（P ライト）を使用することが望まれる。

❷ 治療の考え方

DESIGN®評価は創面の評価のみでなく治療方針の決定に活用できる。評価項目を 3 つに分類し検討する。

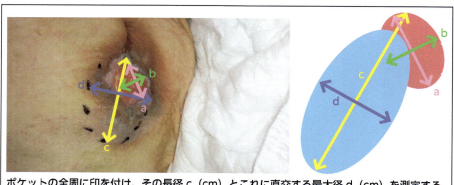

ポケットの全周に印を付け、その長径 c（cm）とこれに直交する最大径 d（cm）を測定する。また、潰瘍部位の長径 a（cm）とこれに直交する最大径 b（cm）を測定する。ポケットの大きさは、c×d から褥瘡部分の a×b を引いた値、c×d—a×b の値になる。

図 43. ポケットの採点

①創傷治癒過程に悪影響を与える項目：炎症/感染、壊死組織、ポケット
②治療効果の目安になる項目：滲出液、肉芽組織
③治療結果を示す項目：深さ、大きさ

　褥瘡の治療には①の項目を改善させることを優先する。このためには、壊死組織をできるだけ速やかに除去し、大きなポケットがある場合には、十分に切開し創の洗浄を続け、適切な薬剤を用いる。これらによって①の項目の点数が下がってくると、滲出液が減少し良好な肉芽組織が形成され、③の項目も点数が下がる。これらが下がらない場合は、①の項目に対する治療が不十分であると考えられる。②の項目が改善して、創内に肉芽組織が充填されれば、③の項目である深さや大きさは次第に改善してくる。

学習参考文献

1) 真田 弘美ほか編著. 褥瘡・創傷 治療・ケア アップデート：進化を続ける!. 東京, 照林社, 2016.
2) 宮地良樹ほか編著. よくわかって役に立つ 新・褥瘡のすべて. 永井書店, 2006.
　（真田弘美ほか編著. NEW 褥瘡のすべてがわかる. 2012 年. 東京, 永井書店. もあり）
3) 褥瘡予防・管理ガイドライン（第 4 版）. 褥瘡会誌, 17（4）, 2015.
4) 褥瘡のアセスメントを極めよう!：WOC（創傷・オストミー・失禁）予防・治療・ケア. 医学出版. WOC Nursing, 3（6）, 2014.

引用・参考文献

1) 日本褥瘡学会ホームページ（http://www.jspu.org/jpn/info/design.html）
2) 日本褥瘡学会編. 在宅褥瘡予防・治療ガイドブック第 3 版. 東京, 照林社, 2015. 26-8.

12 褥瘡および創傷の診療のアルゴリズム

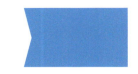

> **Point**
> ①褥瘡の治療には保存的治療（外用薬・創傷被覆材）、物理療法、外科的治療などが選択される。
> ②治療やケア方法を選択する際、ガイドラインに沿って適宜アルゴリズムを使用し、適切な治療方法を選択する。

治療のアルゴリズム

　創傷は急性創傷と慢性創傷に分かれ、おのおのの創傷治癒機転が違う。患者の状態や創傷の病期、DESIGN-R®による創傷治癒過程を把握し、介入時期や介入点について TIME コンセプト（**表6**）を用いてアセスメントし、保存的治療（外用薬・ドレッシング材）、物理的治療、外科的治療など、適切な治療方法を選択する。その際、局所治療だけに着目せず、対象者の全身管理（栄養管理・基礎疾患・感染症など）で創傷治癒を遅延させる原因への対策も重要である。

　TIME コンセプトは、活性のない組織または損傷、感染または炎症、湿潤のアンバランス、創縁の治癒遅延または皮下ポケットの4項目からなる（**表7**）。この4項目に対し病態生理、WBP の臨床的介入、介入の効果、臨床的アウトカムに整理されており、基本的な介入事項が一目瞭然である。

　創床環境調整（wound bed preparation：WBP）アルゴリズムを参考に創傷治癒過程の流れをアセスメントし、患者の全体像をとらえ、局所治療やケアを検討していく。また、痛みを有する患者やターミナル期の患者には QOL を維持・向上できるように介入することも必要である。

　TIME コンセプトによる WBP と湿潤環境下治療（moist wound healing）が治療の考え方の基本となる（p94 **図44**）。

表 6. TIME コンセプト

1) T（Tissue non-viable or deficient）：壊死・不活性組織の管理
2) I（Infection or inflammation）：感染・炎症の管理
3) M（Moisture imbalance）：滲出液の管理
4) E（Edge of wound-non advancing or undermined）：創縁の管理

表 7. TIME コンセプトの内容

臨床的観察	病態生理	WBP の臨床的介入	介入の効果	臨床的アウトカム
Tissue non-viable or deficient 活性のない組織または組織の損傷	マトリックス（細胞間質）の損傷と細胞残屑による治癒遅延	デブリードマン（一時的または継続的） ・自己融解的、外科的、酵素的、機械的、生物学的	創面の回復 細胞外マトリックスプロテイン機能の回復	創面の活性化
Infection or inflammation 感染または炎症	高いバクテリア数または炎症期の遷延 ↑炎症性サイトカイン ↑プロテアーゼ活性 ↓成長因子活性	感染創の除去（局所／全身） ・抗菌 ・抗炎症 ・プロテアーゼ抑制	低いバクテリア数または炎症のコントロール ↓炎症性サイトカイン ↓プロテアーゼ活性 ↑成長因子活性	バクテリアのバランスと炎症の軽減
Moisture imbalance 湿潤のアンバランス	乾燥による表皮細胞の遊走の遅延 ・過剰な滲出液による創縁の浸軟	適度な湿潤バランスをもたらすドレッシング材の使用 ・圧迫、陰圧、その他の方法による滲出液の除去	表皮細胞遊走の回復、乾燥の予防、浮腫や過剰な滲出液のコントロール、創縁の浸軟防止	湿潤バランス
Edge of wound-non advancing or under-mined 創縁の治癒遅延または皮下ポケット	表皮細胞の遊走がない。細胞外マトリックスにおける反応性創傷細胞の不在と異常、あるいは異常なプロテアーゼ活性	原因の再評価または正しい治療の検討 ・デブリードマン ・皮膚移植 ・バイオロジカル製品 ・補助治療など	表皮細胞と反応性創傷細胞の遊走 適切なプロテアーゼプロフィールの回復	創縁の（治癒）促進

田中マキ子：創床環境調整（WBP）と DESIGN スケール．TIME の視点による褥瘡ケア 創床環境調整理論に基づくアプローチ，東京，学研メディカル秀潤社，2004. 9 を一部改変して引用

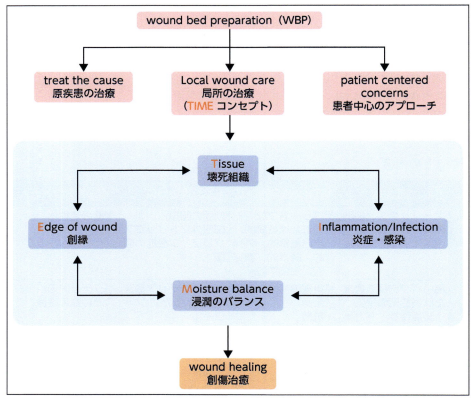

図44. WBPの構成要素
Schultz GS, Sibbald RG, Falanga V, et al. Wound bed preparation: a systematic approach to wound management. Wound Rep Reg, 11 (Suppl 1). 2003, S1-S28. を参考に作成

急性創傷の局所治療

急性期とは発生直後から約1～3週間までの局所病態の不安定な時期を示す。

① 急性創傷の特徴

- 全身状態が不安定で、さまざまな発生要因が混在していることが多いため、創部の状態も多様に変化する。
- 局所には強い炎症反応を認める。
- 発赤、紫斑、浮腫、水疱、びらん、浅い潰瘍といった多様な病態が短時間に出現する可能性がある。
- 組織の損傷が浅い創傷であるか、深い創傷であるかは時間経過とともに変化する。
- 創周囲の皮膚は脆弱になっているため、外力が加わると皮膚剥離や出血が容易に生じる。
- 知覚障害がない場合は痛みを伴いやすい。
- 急性期には不可逆的な障害が深部組織まで及んでいても最初から表面に現れ

ない場合が多い。時間の経過とともに局所病変は変化し、暗紫色から黒色に変化する場合は損傷が深部組織まで及んでいる可能性が高い。その場合、悪化しているように捉えられることがあるため、患者や家族には予測される状況の変化を早めに説明しておくことが重要である。

❷ 急性期の局所治療

(1) ドレッシング材

急性期の局所病態は急激に変化することがあるので、創部を毎日観察することが大切である。創の状態を透視できるドレッシング材を用いることが望ましい。不透明で粘着力のあるドレッシング材で創部を覆ってしまうと創部の観察ができないため、数日後にドレッシング材を剥がすまで病態の変化に気がつかないこともあるため、注意が必要である。

(2) 外用薬

創面保護効果の高い油性基剤（白色ワセリンなど）が選択されることが多い。潰瘍面に感染を合併している場合にはスルファジアジン銀（ゲーベン®クリーム）などが有用であるが、抗生物質含有軟膏は一般に効果に乏しく、耐性菌を生じる危険性もあるので避けるべきである。

外用薬を用いる場合、ガーゼで覆うことが多いが、滲出液を伴う創面に通常のガーゼを用いると、ガーゼに吸収された滲出液が乾燥することにより創面に固着し、ガーゼ交換の際に創面を傷つける可能性がある。必要に応じ、非固着性ガーゼを使用する。

(3) 外科的切除

外科的切除は出血や疼痛を伴うため、急性期が過ぎ、壊死組織と周囲の正常組織の境界が明瞭になってから行う。

(4) 疼痛管理

急性期には疼痛管理が必要であり、処置前には適宜鎮痛薬などを投与することが大切である。

❸ 慢性創傷の特徴

・創の深さが真皮までにとどまる「浅い褥瘡」（DESIGN®重症度分類で d）であるか、真皮を超え深部組織にまで及ぶ「深い褥瘡」（DESIGN®重症度分類 D）であるかにより、創傷の治療過程が大きく異なるため、両者の見極めが重要である。

・「浅い褥瘡」の場合、大部分が新しい皮膚の再生により治癒する。一方、「深い褥瘡」の場合は、壊死組織が除去された創面に肉芽組織が盛り上がり、瘢痕組織に変化することで治癒に至る。

(1)「浅い褥瘡」の局所治療

　局所治療の基本は創の保護と適度な湿潤環境の保持である。一般的にはドレッシング材の使用が主体となるが、感染や臨界的定着が疑われる場合は外用薬を用いることもある（p98参照）。

1. 発赤
・創面保護と貼付後も創が透視できるポリウレタンフィルムなどのドレッシング材で保護することが多い。（**推奨度C1**）

2. 水疱
・発赤と同様にポリウレタンフィルムやハイドロコロイドで保護する場合が多い。（**推奨度C1**）
・粘着力が強い場合はドレッシング材を交換する際に、水疱が破たんすることがあるため注意が必要である。破たんした場合は、びらんと同様の治療を行う。また、水疱が緊満な状態の場合は、穿刺して内容液を排出したほうが早く治る場合もある。踵部の水疱で水疱下床が黒ずんでくる場合はより深部まで不可逆的障害が及んでいる可能性がある。

3. びらん・浅い潰瘍
・ドレッシング材（ハイドロコロイド、ポリウレタンフォーム、ハイドロポリマー）などを保護作用、湿潤環境の維持、吸収性などの目的に応じ、使用する。（**推奨度C1**）
・外用薬は基本的には創の保護効果の高い油脂性基剤のものを用いることが多い。滲出液の少ない場合には補水作用のある乳剤性基材、滲出液の多い場合には吸水作用を有するマクロゴール基剤などを配合した外用薬を用いることもある。この場合、創面が乾燥しすぎないように注意が必要である。

(2)「深い褥瘡」の局所治療

　深い褥瘡の場合は、治療経過とともに局所の病態が大きく変化するので、定期的にDESIGN®を用いて創を評価し、治療方針を変えていく必要がある。DESIGN®の個々の項目について、深さ以外の項目のなかで重度である（大文字で表記されているもの）に注目し、その項目を軽度（小文字で表記）の状態にするための治療方針を立てる。

　DESIGN®の項目の中でも、壊死組織（N）、肉芽組織（G）、大きさ（S）については、N→G→Sの順に治療方針を立てる。すなわち、創から壊死組織を除去し（N→n）、次に清浄化した創面に良性肉芽組織を盛り上げ（G→g）、

さらに創の縮小を図る（S → s）ことで治癒に導く。そのほかの項目である、滲出液（E）や炎症/感染（I）、ポケット（P）については大文字（重度）のものがある場合には、適宜これを解消するような治療を優先的に、あるいは上記の治療と合わせて行う。

1.【N → n】壊死組織の除去

壊死組織が存在する場合は、外科的デブリードマンやドレッシング材を用いて積極的に除去する。

2.【G → g】肉芽形成の促進

創面に良性肉芽がみられない、あるいは乏しい場合には適切な外用薬やドレッシング材を用いて、創の適度な湿潤環境を保持しながら肉芽形成の促進を図る。

3.【S → s】創の縮小

創の縮小は、具体的には肉芽組織の収縮反応と新たな上皮形成によって実現する。この生体反応はN → n、G → gが進んだ結果として生じるものであるが、適切な外用薬やドレッシング材を用いることによってこれらの反応を促進させることが可能である。

4.【I → i】感染・炎症の制御

感染が伴う場合は、感染の温床となる壊死組織の除去を優先し、感染制御を行う。状況により切開・排膿を行う必要もある。

5.【E → e】滲出液の制御

全身の浮腫や感染創に伴って滲出液が増加することが多い。外用薬やドレッシングの選択にて滲出液コントロールを行う。少ない場合は創の乾燥をきたし、創傷治癒の妨げになることがあるので注意が必要である。

6.【P →（−）】ポケットの解消

ポケットが存在した状況で、創の縮小が進めばポケット内が治療困難となるため、ポケット解消を優先する。方法は、外用薬の使用やドレナージ目的でのドレッシング材の充填、切開などがある。

学習参考文献

1) 真田弘美ほか編著．褥瘡・創傷 治療・ケアアップデート：進化を続ける！．東京，照林社，2016．
2) 宮地良樹ほか編著．よくわかって役に立つ 新・褥瘡のすべて．永井書店，2006．
3) 日本褥瘡学会編．在宅褥瘡予防・治療ガイドブック第3版．東京，照林社，2015．
4) 褥瘡のアセスメントを極めよう！：WOC（創傷・オストミー・失禁）予防・治療・ケア．医学出版．WOC Nursing, 3（6），2014．

引用・参考文献

1) 田中マキ子：創床環境調整（WBP）とDESIGNスケール．TIMEの視点による褥瘡ケア 創床環境調整理論に基づくアプローチ，学研メディカル秀潤社，東京，2004, 9.
2) Schultz GS, et al. Wound bed preparation: a systematic approach to wound management. wound Rep Reg, Ⅱ (Suppl 1). 2003, S1-S28.
3) 創傷・褥瘡・熱傷ガイドライン第2版―1 創傷一般ガイドライン．日皮会誌．127（8），2017, 1659-87.
4) 平成30年度（2018年度）診療報酬・介護報酬改定 褥瘡関連項目に関する指針．日本褥瘡学会．2018.

13 感染のアセスメント

> **Point**
> ①創傷における菌の作用は、汚染（菌の増殖なし）、定着（菌は増殖しているが、創部に対して無害）、感染（菌は増殖しており、有害）に分けられる。
> ②汚染、定着、感染は連続的に捉えることができ、菌の創部への作用と宿主の抵抗力のバランスが崩れることで感染が生じる、との考え方が主流である。
> ③定着と感染の中間の位置づけにあるのが臨界的定着であり、定着から感染に移行しつつある状態を示す。

創傷の感染と bacterial balance

創傷の感染は、潰瘍面およびその周囲の皮膚の局所症状、すなわち炎症の4徴（疼痛、発赤、腫脹、熱感）と発熱などの全身症状、創面からの細菌学的検査、あるいは、血液学的・血液生化学検査などを総合的に判断して、感染の有無を診断する必要がある。

臨床の場においては、感染があっても痛みを訴えない患者もおり、臨床症状、検査データを総合して感染の有無を診断することが重要である。

通常、褥瘡潰瘍面には一定量の細菌が付着しているが、感染を起こしているわけではない。すなわち、無菌あるいは有菌という捉え方から、創部の有菌状態を汚染（contamination）、定着（colonization）、感染（infection）というように連続的に捉え、その菌の創部への負担（bacterial burden）と生体側の抵抗力のバランスにより感染が生じるとする考え方が、最近は主流となっている（bacterial balance の概念）。

また、**臨界的定着（critical colonization）** はその中の定着と感染の間に位置し、両者のバランスにより定着よりも細菌数が多くなり感染へと移行しかけた状態を指すものであり、具体的には、創の収縮や上皮化などの改善傾向が2週間みうれないなどが挙げられる。

> **用語解説**
>
> **臨界的定着（critical colonization）**
> 創部の微生物学的環境を、これまでの無菌あるいは有菌という捉え方から、両者を連続的に捉えるのが主流となっている（bacterial balance の概念）。すなわち、創部の有菌状態を汚染（contamination）、定着（colonization）、感染（infection）というように連続的に捉え、その菌の創部への負担（bacterial burden）と生体側の抵抗力のバランスにより感染が生じるとする考え方である。臨界的定着（critical colonization）はそのなかの定着と感染の間に位置し、両者のバランスにより定着よりも細菌数が多くなり感染へと移行しかけた状態を指す。

創傷の感染のアセスメント

1 創部の観察と評価

創部の観察とその評価はその判定に重要な情報を与えてくれる。感染を生じ

ると、黒色壊死組織の下床に波動を触れるようになったり、細顆粒状の肉芽が粗大結節状となり浮腫を伴ったり、肉芽の色が鮮紅色からくすんだ色に変化したり、表面にぬめりを伴ったりする。あるいは、感染が起こると滲出液が増加して膿性または粘稠性となり、鎮静化すると減少して淡血性または漿液性となる。

❷ 感染症の検査とアセスメント

発熱などの全身症状を伴う場合は末梢血白血球数、CRPなどの炎症の指標も合わせて測定する。高熱がみられる場合は敗血症を疑い、血液培養を行う。また、感染の場合は培養により起炎菌を同定して、同時に感受性検査を行う。

❸ 細菌・滲出液・疼痛のアセスメント

浅い褥瘡では表皮ブドウ球菌などの常在菌が多く、深い褥瘡では黄色ブドウ球菌、化膿性連鎖球菌あるいは緑膿菌などとともに大腸菌、腸球菌などの混合感染をみることが多い。創表面に生着した**バイオフィルム**が成熟すると、創傷治癒は阻害される。

滲出液が多く、悪臭が強い場合は下床の膿瘍などを疑って切開、排膿を行うのがよい。軟部組織感染は疼痛の愁訴により発見される場合が多いが、脊髄損傷者では知覚鈍麻のため疼痛を訴えない場合が多く重症化しやすいので、特に注意が必要である。

❹ 外用薬選択のアセスメント

また、感染がある場合、外用薬の選択などにも注意する。一般的な創の汚染についてはまず生理食塩水などでよく洗浄し、壊死組織を伴うときは外科的にデブリードマンを行う。それでも潰瘍面およびその周囲の皮膚の発赤、腫脹、熱感、疼痛などの炎症所見がみられたら、抗菌薬の全身投与を検討する。

❺ 褥瘡から生じる感染症のアセスメント

褥瘡から生じる感染症には蜂巣炎、筋膜炎、骨髄炎、敗血症などがあり、これらを疑わせる発熱、白血球増多、CRP上昇などの全身症状がみられるときは速やかに抗菌薬の全身投与を開始する。また、褥瘡患者が尿路や弁膜、副鼻腔など、褥瘡以外の部分に感染症を生じた場合も、速やかに抗菌薬の全身投与を行う。

抗菌薬を投与しても効果が現れない場合は漫然と使用せずに、起炎菌とそのフォーカス(たとえば下床に膿瘍があるか、敗血症があるかなど)を再度検討する。MRSA(メチシリン耐性黄色ブドウ球菌)が考えられる場合は速やかに抗MRSA薬に変更する。

> **📖 用語解説**
>
> **バイオフィルム**
> 異物表面や壊死組織などに生着した細菌は、菌体表面に多糖体を産生することがある。それぞれの菌周囲の多糖体は次第に融合し、膜状の構造物を形成し、菌はその中に包み込まれるようになる。これをバイオフィルムと呼ぶ。この中に存在する細菌に対しては、一般の抗生物質や白血球も通常の効果を発揮しにくく、感染が持続しやすい。

感染性褥瘡の原因菌を推定するのに、創部の臭いやガーゼに付着する滲出液の色も役立つ。たとえば、表皮ブドウ球菌の感染のあるときには灰白色、黄色ブドウ球菌では黄緑色、緑膿菌では淡い緑青色を呈し、甘酸っぱい臭いがする。また、嫌気性菌との混合感染があると茶褐色になり腐敗臭がする。

　褥瘡患者は保菌者となりやすく、MRSA、多剤耐性緑膿菌、多剤耐性アシネトバクターなどの耐性菌が検出された場合は、通常行っている標準予防策（スタンダード・プリコーション）に加え、院内感染を防ぐための接触予防策（ガウン、マスク、キャップ、手袋の着用など）、清掃・消毒の強化、監視培養などの対策を行う。

学習参考文献
1）武久洋三ほか．看護師特定行為研修テキスト 区分別科目編．日本慢性医療協会編．兵庫，メディス，2015．

引用・参考文献
1）創傷・褥瘡・熱傷ガイドライン―1 創傷一般ガイドライン．日皮会誌．127（8），2017，1659-87．

14 褥瘡治癒の ステージ別局所療法

Point

①褥瘡治療は、外用薬やドレッシング材を用いた保存的治療が主体である。
②しかし、創傷治癒のすべての病期に使用できる万能な外用薬は存在せず、創の状態を正しく評価したうえで、最も適切な外用薬を使用する。
③外用薬の基剤自体が創傷治癒過程にも影響するので、主剤の薬理作用ばかりでなく、基剤の特徴も理解する。

外用薬とドレッシング材

❶ 褥瘡治療に使用される主な外用薬（表8）

（1）外用薬の配合剤と基剤

外用薬は配合剤（薬剤の作用を示すもの）と基剤（配合剤を支えるもの。ワセリン、プラスチベース、ラノリン、水溶性軟膏など）からなる。基剤により吸水性が異なる。

表8．褥瘡治療に使用される主な外用薬の特徴

一般名	販売名	基剤	基剤の特徴	作用			
				抗菌	壊死組織除去	肉芽形成	上皮形成
スルファジアジン銀	ゲーベン®クリーム1%	乳剤性	補水性	○	○		
精製白糖・ポビドンヨード	ユーパスタコーワ軟膏	水溶性	吸水性	○	○	○	
ヨウ素（含有高分子ポリマー）	カデックス®軟膏	水溶性	吸水性	○	○		
ブロメライン	ブロメライン軟膏	水溶性	吸水性		○		
トレチノイントコフェリル	オルセノン®軟膏0.25%	乳剤性	補水性			○	○
アルプロスタジルアルファデクス	プロスタンディン®軟膏0.003%	油脂性	保湿性			○	○
ブクラデシンナトリウム	アクトシン®軟膏3%	水溶性	吸水性			○	○
トラフェルミン	フィブラスト®スプレー	噴霧剤				○	○

宮地良樹編．外用薬の特性に基づいた褥瘡外用療法のキホン．東京，南山堂．2016, 13, 41．を参考に作成

(2) 外用薬の種類：抗菌作用、肉芽組織形成促進作用

潰瘍治療に使用される外用薬は大きく分けて、抗菌作用を有し感染制御を目的とするものと、肉芽組織形成促進作用を目的とするものがある。

❷ 創傷被覆材の種類

創傷被覆材は、ドレッシング材（近代的な創傷被覆材）とガーゼなどの医療材料（古典的な創傷被覆材）に大別される。前者は、湿潤環境を維持して創傷治癒に最適な環境を提供する医療材料であり、創傷の状態や滲出液の量によって使い分ける必要がある。後者は滲出液が少ない場合には、創が乾燥し湿潤環境を維持できない。

創傷を被覆することにより湿潤環境を維持して創傷治癒に最適な環境を提供する従来のガーゼ以外の医療材料を、創傷被覆材あるいはドレッシング材と呼称することもある。

褥瘡治癒のステージ

❶ 深達度分類

従来、褥瘡は深達度によって分類されてきた。Shea 分類（1975 年）、IAET 分類（1988 年）、NPUAP 分類（1989 年）などがあり、各分類によって多少の差はあるが、壊死の及ぶ深さが表皮に留まる（Ⅰ度）、真皮に達する（Ⅱ度）、脂肪組織に達する（Ⅲ度）、筋肉・骨組織に達する（Ⅳ度）、の 4 段階に大別できる。この分類は、深達度＝重症度を評価するものであるが、治療における有用性は低い。

❷ 病期分類

褥瘡の創面の色調の変化が、褥瘡の創傷治癒過程を反映するという考えに基づいて、褥瘡の病期分類が提唱されている。この分類は、真皮深層以下に及ぶ深い褥瘡が、経時的に（急性期→）黒色期→黄色期→赤色期→白色期（→治癒）と変化する点に着目している。

(1) 初期段階（黒色期から黄色期）

保存的治療によって創傷治癒を進めるには、肉芽組織が形成されるための環境整備を目的として、壊死組織の除去と感染制御を行う。使用する外用薬には、抗菌作用と滲出液吸収作用が求められる。

（2）後期段階（赤色期から白色期）

保存的治療によって創傷治癒を進めるには、後期段階では、肉芽組織形成および上皮化促進のための環境整備を目的として、湿潤環境の保持と創面の保護を行う。使用する外用薬には、肉芽組織形成および上皮形成促進作用が求められる。

治癒のステージ別局所療法

黒色期は塊状壊死組織の付着や固着を反映している。黄色期は残存壊死組織を伴う滲出性変化を反映している。赤色期は肉芽形成を反映している。白色期は創の収縮と上皮化を反映している。この分類は、各病期の治療目標の設定と目標達成のための治療手段・治療薬の選択における臨床的有用性が高い（**図45**）。

1 黒色期から黄色期の局所療法

（1）局所療法の原則

黒色期から黄色期の治療は、壊死組織のデブリードマンを行い、抗菌作用のある外用薬を用いるのが原則である。

黒色期は壊死に陥った皮膚組織が創面に固着した状態である。黒色期の治療は、壊死組織の除去と感染制御を目標とする。黒色壊死組織は、肉芽形成を妨げるばかりでなく、細菌感染の温床となるので、速やかに除去しなければならない。

黄色期は深部の壊死組織が残存し、滲出液が凝固付着した状態である。黄色期の治療も、壊死組織の除去と感染制御が中心となる。外科的・化学的デブ

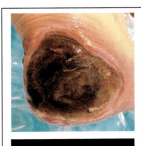
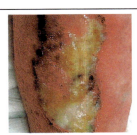
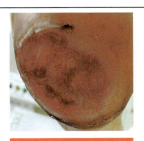
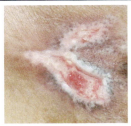

黒色期	黄色期	赤色期	白色期
塊状壊死組織固着	壊死組織残存	肉芽形成	上皮化

〈治療目標〉
壊死組織の除去
感染制御
肉芽形成開始のための環境づくり

〈治療目標〉
湿潤環境の保持
創面の保護
肉芽形成・上皮化促進のための環境づくり

図45. 創面の色調による治療目標と評価

リードマンを続け、抗菌作用のある外用薬を使用する。化学的デブリードマンは黄色期が最も適している。

(2) 局所の処置

1. 外科的デブリードマン

壊死組織の除去は、外科的デブリードマンが迅速かつ確実であり、第一選択の治療法となる。適応について十分に検討したうえで、患者の全身状態が許すときに壊死組織の外科的デブリードマンを行うように推奨されている。しかし、外科的デブリードマンを急ぎすぎると思わぬ出血をきたすことがあるため、注意を要する。

2. 化学的デブリードマン

患者の疼痛や全身状態不良のために、外科的デブリードマンを実施できない場合には、化学的デブリードマンを行う。薬剤を塊状壊死組織に用いるときには、メスなどで壊死組織に格子状の切れ込みを入れると、深部まで浸透しやすくなり、効果が高まる（**図46**）。軟膏が健常皮膚に付着すると、痛みを起こすことがあるので、創周囲の皮膚にあらかじめ油性軟膏などを塗布しておくとよい。

3. 化学的デブリードマンに使用される外用薬

化学的デブリードマンには、カデキソマー・ヨウ素（カデックス®など）、デキストラノマー（デブリサン®など）、ヨードホルム、ブロメラインの使用が推奨される。乾燥した壊死組織を除去するには、スルファジアジン銀（ゲーベン®など）、ドレッシング材ではハイドロジェルが推奨される。フラジオマ

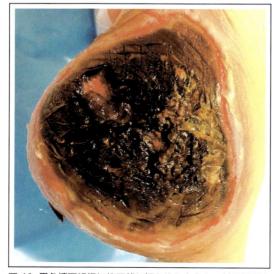

図46. 黒色壊死組織に格子状に切れ込みを入れて外用処置をしている状態

イシン硫酸塩・結晶トリプシン（フランセチン・T・パウダー）は十分な根拠がないので、現時点では使用しない。また、wet-to-dry dressing も十分な根拠がないので、現時点では使用しない。

抗菌作用のある外用薬を使用しながら、健常組織と壊死組織の境界が明瞭になるまで待つ。

4．黒色期から黄色期の褥瘡で滲出液が過剰な場合の局所処置

カデキソマー・ヨウ素（カデックス®など）、デキストラノマー（デブリサン®など）、ポビドンヨード・シュガー（ユーパスタ、イソジン®シュガーなど）、ヨウ素軟膏（ヨードコート®など）の使用が推奨される。ドレッシング材は、吸収性の高いアルギン酸塩（カルトスタット®やソーブサン®など）、ポリウレタンフォーム（銀含有製材を含む）、キチン、ハイドロファイバー®（銀含有製材を含む、アクアセル®Ag、アクアセル®Ag フォームなど）、ハイドロポリマー、ポリウレタンフォーム／ソフトシリコン（メピレックス®など）の使用が推奨される。

5．黒色期から黄色期の褥瘡で滲出液が少ない場合の局所処置

スルファジアジン銀（ゲーベン®など）、および、白色ワセリン、酸化亜鉛、ジメチルイソプロピルアズレン（アズノール®など）などの油脂性軟膏の使用が推奨される。ドレッシング材には、ハイドロジェルの使用が推奨される。

6．ポケットがある場合の処置

また、ポケットがある場合、ポケット内に滲出液の多い創面であれば、ポビドンヨード・シュガー（ユーパスタ、イソジンシュガー®など）の使用が、また、滲出液が少なければトラフェルミン（フィブラスト®など）、トレチノイントコフェリル（オルセノン®など）の使用が推奨される。改善しなければ外科的治療あるいは物理療法を検討する。

ポケット切開は、出血を適切にコントロールしながら行うことが推奨される。ポケット蓋を残すか、全摘するかは患者の状態を考慮して判断する。

❷ 赤色期から白色期の局所療法

（1）局所療法の原則

赤色期の創面は肉芽組織に覆われ、赤色を呈する。赤色期は良性肉芽の増生を促し、欠損組織の補填を進めることが目標である。白色調の硬い肉芽組織は不良肉芽であり、創の収縮を起こさず、創治癒にはつながらない。不良肉芽が形成されたら、できる限り外科的に除去するほうがよい。

白色期は深い褥瘡治癒段階の最終段階であり、創の収縮と上皮化が進行する。組織再構築の時期である。肉芽組織が成熟すると、組織全体が収縮を起こす。この収縮により、創面積は縮小し、閉鎖しきれない創の周囲から上皮化が起こる。

(2) 局所の処置

　赤色期から白色期褥瘡の局所処置には、滲出液が適正から少ない創面にはトラフェルミン（フィブラスト®など）、トレチノイントコフェリル（オルセノン®など）、プロスタグランジンE1、リゾチーム塩酸塩、幼牛血液抽出物、白色ワセリン、酸化亜鉛、ジメチルイソプロピルアズレン（アズノール®など）などの油脂性軟膏の使用を推奨する。滲出液が過剰または浮腫が強い創面にはブクラデシンナトリウム、アルミニウムクロロヒドロキシアラントイネート（アルクロキサ〔イサロパン®、アルキサなど〕）、ポビドンヨード・シュガー（ユーパスタ、イソジン®シュガーなど）の使用を推奨する。

　ドレッシング材は、滲出液が適正から少ない創面にはハイドロコロイド、ハイドロジェル、ハイドロポリマー、ポリウレタンフォーム、ポリウレタンフォーム／ソフトシリコン（メピレックス®など）の使用を推奨する。滲出液の過剰または浮腫が強い創面にはアルギン酸塩、キチンの使用を推奨する。

　また、深達度分類のステージⅢ、Ⅳの赤色期褥瘡に対して陰圧閉鎖療法を行うことが推奨されるが、感染が疑われる場合は注意深い観察を要する。

学習参考文献

1）武久洋三ほか．看護師特定行為研修テキスト 区分別科目編．日本慢性医療協会編．兵庫，メディス，2015．
2）安部正敏．たった20項目で学べる褥瘡ケア．皮膚科学 看護スキルアップシリーズ①．東京，学研メディカル秀潤社，2014．

引用・参考文献

1）宮地良樹編．外用薬の特性に基づいた褥瘡外用療法のキホン．東京，南山堂．2016, 2016, 13.
2）創傷・褥瘡・熱傷ガイドライン第2版―1 創傷一般ガイドライン．日皮会誌．127 (8), 2017, 1659-87.

15 下肢創傷のアセスメント

Point

① 下肢の創傷をアセスメントする際は、創傷の部位や大きさ、深達度などの性状のみでなく、下肢の動脈、静脈、リンパ管、神経に何が起こっているのか、その病態を理解することがきわめて重要である。

② 動脈不全による血流の低下はないか、静脈のうっ滞はないか、リンパ浮腫はどうか、糖尿病や膠原病など全身性で下肢に影響を及ぼす疾患の影響はどうかなどを問診、視診、触診、検査を通し正確にアセスメントし、治療に役立てる。

下肢創傷の具体的なアセスメント項目

以下に問診、視診、触診、検査について具体的な項目を挙げる。

❶ 問診

・いつどのように創を生じたか
・既往歴（特に糖尿病、心疾患、腎疾患、脳血管障害、膠原病など）
・創の経過と治療歴
・自覚症状（疼痛の性状、程度、だるさや倦怠感について）
・生活歴

❷ 視診

・創傷の部位、形状、大きさ、深さ、滲出液の性状とにおい
・創傷の周囲の皮膚の状態（浮腫、発赤・腫脹、浸軟、チアノーゼ、乾燥など）
・炎症と感染の有無
・壊死組織、肉芽組織の性状
・爪の性状
・足の変形（ハンマートゥ、クロウトゥ、シャルコー関節など）
・静脈瘤の有無
・胼胝（べんち）、鶏眼の有無
・歩行状態
・除圧の状態（褥瘡、靴のフィッティング）

③ 触診

- 皮膚の温度

  足に温度虚血性変化があると、足の温度は低下する。

- 足部の動脈の拍動

  大腿動脈は鼠径部で、膝窩動脈は膝窩で、後脛骨動脈は内果外側で、前脛骨動脈は足背部で拍動を触れる。

- 浮腫の有無

④ 検査

- 足関節上腕血圧比（ankle brachial index：ABI）

  透析患者では動脈の硬化・石灰化が著しく、そのため、血流が低下していても正常値を示すことがある。

- 皮膚灌流圧（skin perfusion pressure：SPP）

  SPPの計測により、微小循環血流の評価が可能である。40mmHg以下で創傷治癒の遅延を認める。

  SPPの数値40mmHg以上を目標に血行再建を行う。

- 超音波ドプラ

  超音波ドプラ（BIDOP®など）で動脈の血流を音と波形で検査する。

  触知できない細い血管の血流も聴取可能である。

- 血管造影検査（CT）

  造影剤を用いて血管を描出する。1mmの口径の血管も描出可能だが、血管の石灰化と血流の区別の判断が難しい場合がある。

  造影剤を使用するので腎機能が低下している患者には慎重に適応を検討する。

- 神経障害に対する知覚検査

  糖尿病で生じる末梢神経障害に対して、10gモノフィラメントによる知覚検査を行う。

下肢創傷の所見

病態に応じた具体的な所見を以下に示す。

① 動脈不全による血流低下の所見

下肢の疼痛はある場合が多く、皮膚は脱毛し、平滑で光沢がある。

潰瘍は足趾に多く、創部は乾燥した壊死となる場合がある。

血流が悪く触ると冷たいが、壊死に感染は起きにくい。末梢動脈は触知できない。皮膚を指で押して白色から通常の色までにもどる時間（capillary refill time）も延長する（5秒以上）。

❷ 糖尿病足病変の所見

　下肢の疼痛は少なく、皮膚は乾燥し亀裂や胼胝を認める。

　潰瘍は、足底に生じることもある。通常皮膚は湿潤で、創部の壊死も乾燥しておらず、感染を起こしやすい。末梢血管疾患（peripheral arterial disease：PAD）を合併しない場合、皮膚は温かく、末梢動脈も触知され、capillary refill time も正常である（5秒以内）。重症例では足の変形を認める場合がある。

学習参考文献

1）市岡　滋ほか. 足の創傷をいかに治すか：糖尿病フットケア・Limb Salvage へのチーム医療. 東京, 克誠堂出版, 2009.
2）真田弘美ほか編著. ナースのためのプロフェッショナル"脚"ケア：大腿から足先まで. 東京, 中央法規, 2009.

16 下肢創傷の病態別治療

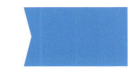

> **Point**
> ①下肢の創傷の代表的疾患には、糖尿病性壊疽、虚血性潰瘍、静脈性潰瘍、外傷、褥瘡、膠原病による潰瘍などがある。
> ②下肢創傷の治療で大切なことは、原因となっている病態を正しく評価することである。病態はかならずしも1つとは限らず、いくつかが重なり複雑な症状を呈する場合がある。
> ③アセスメントに応じた適切な治療を行うことが重要である。

糖尿病足病変、虚血性潰瘍、静脈性潰瘍の3疾患についてその病態を概説し、下肢創傷の治療について述べる。

糖尿病足病変

1 糖尿病足病変の病態

糖尿病性足潰瘍は開口した潰瘍または創傷で、足裏に最も高頻度に生じ、糖尿病患者の約15％に認められる。

糖尿病足病変の病態は、以下の3つに分類される（**表9**）。

(1) 末梢神経障害（知覚神経障害、運動神経障害、自律神経障害）

末梢神経障害は知覚神経、運動神経、自律神経のすべてに及ぶ。知覚低下による靴ずれ、小さな切創から創傷が生じ、悪化しやすい。また運動神経障害では筋の萎縮によるハンマートゥ・クロウトゥなどの足趾の変形を招く。自律神経障害によって発汗の低下や動静脈シャントが開大し、足が扁平になるシャルコー変形が生じる。運動神経障害や自律神経障害による足変形の結果、胼胝が

表9. 糖尿病足病変の3病態（神戸分類）

①末梢神経障害（peripheral neuropathy：PN）
②末梢動脈疾患（peripheral arterial disease：PAD）
③感染症（infection）

形成される。

(2) 末梢動脈疾患

PADにより動脈の血流不全を生じる。糖尿病にPADが合併すると重症化しやすく、いわゆる重症下肢虚血（critical limb ischemia：CLI）を生じる。

PADの合併に気づかず創の処置を行うと血流が低下し、壊死の拡大を招く。下肢血流の評価には、皮膚灌流圧（skin perfusion pressure：SPP）が有用である。40mmHg以上に保たれていれば創の治癒が期待できる。

(3) 感染症

知覚神経障害により足部の小さな傷や靴ずれに気づきにくい。

これに自律神経障害による発汗障害や浮腫が重なり、感染を生じる。生じた感染は歩行により、腱に沿って上行する。糖尿病自体の易感染性により、重症化、敗血症を発症することもある。

❷ 糖尿病足病変の病態に応じた治療

以上の糖尿病の3つの病態を理解したうえで、末梢神経障害を基本とし、それに血流障害、感染の関与の有無により糖尿病足病変を4タイプに分類（**表10**）し、治療を述べる。

(1) 病態・Type別の治療方針

1. Type1：神経障害のみ

神経障害があるが、明らかな血流障害や感染を認めない。神経障害が原因で足変形から胼胝を生じる。

治療は局所のデブリードマンと湿潤環境保持による創傷管理、免荷、除圧が重要である。

2. Type2：神経障害に血流障害を伴う

PADに準じた血行の改善が推奨される。

局所の創傷管理を進めながら血行に応じた再建法を検討する。

表10. 糖尿病足病変の病態別治療方針（神戸分類）

Type1	神経障害のみ→除圧、局所治療
Type2	神経障害に血流障害を伴う→血行再建
Type3	神経障害に感染を伴う→感染コントロール
Type4	神経障害に血流障害と感染を伴う→血行再建と局所治療

3. **Type3：神経障害に感染を伴う**

末梢神経障害に感染を伴う創である。血流障害がないので、抗菌薬の投与、局所の積極的なデブリードマンで感染をコントロールする。感染がおちついたら、湿潤環境で局所の創傷管理を行う。

4. **Type4：神経障害に血流障害と感染を伴う**

末梢神経障害に加え血流障害と感染が合併する創であり、最も治療に難渋する。感染の制御には局所のデブリードマンが必要だが、血流の低下した組織にデブリードマンを施行するとさらに壊死が進行する。また感染の制御ができていない状態で血行再建を行うと、血流の増加とともに感染が悪化することがある。感染と血流のバランスを評価することが重要である。血行再建後にデブリードマンを行うのが原則である。

虚血性潰瘍

① 虚血性潰瘍の病態

慢性閉塞性硬化症（ASO）やバージャー病による慢性動脈閉塞により四肢に動脈の閉塞、狭窄を生じたものをPADと総称する。動脈不全による血流の低下で、間欠性跛行や疼痛、潰瘍、壊疽を生じる。

PADの分類である、フォンテイン（Fontaine）分類とラザフォード（Rutherford）分類を**表11**に示す。

表11. 末梢動脈疾患（PAD）のFontaine分類とRutherford分類

```
Fontaine 分類
 Ⅰ度  無症候
 Ⅱa度  間欠性跛行（軽度）
 Ⅱb度  間欠性跛行（中等～重度）
 Ⅲ度  安静時疼痛
 Ⅳ度  潰瘍や壊疽

Rutherford 分類
 0度0群  無症候
 Ⅰ度1群  間欠性跛行（軽度）
 Ⅰ度2群  間欠性跛行（中等度）
 Ⅰ度3群  間欠性跛行（重度）
 Ⅱ度4群  安静時疼痛
 Ⅲ度5群  小さな組織欠損
 Ⅲ度6群  大きな組織欠損
```

PADが高度になると安静時疼痛や潰瘍を形成し重症化する。Fontaine分類のⅢ度、Rutherford分類の4群以上に属するPADを重症下肢虚血（CLI）と呼ぶ。

CLIは、心血管系の疾患を合併することも多く、死亡率も高い。動脈不全の程度を評価し、早急に血行を再建することが必要である。

❷ 虚血性潰瘍の病態に応じた治療
(1) 血行の再建
1. バイパス手術
外科的血行再建術である。人工血管や自家静脈を用いて動脈の閉塞部をバイパスし血流を再建する方法。比較的手術侵襲が大きいが、長期開存率が高く、大量の血液を供給することができる。

2. 血管内治療
カテーテルを用いて血管内から閉塞部をステントやバルーンを用いて拡張する方法。治療の合併症や患者の身体的侵襲、経済的負担が少ない。

いずれにしても外科的バイパス手術と血管内治療を熟知し、適応を検討することが重要である。

(2) LDLアフェレイシス
低比重リポタンパク（low density lipoprotein：LDL）を血漿分離器で分離吸着することで、微小循環を改善し、動脈硬化の改善を図る治療法である。透析患者や治療の併用療法として用いられている。

(3) 薬物療法
下肢の血流障害を改善する目的で、抗血小板作用や血管拡張作用をもつ薬剤が使用される。

静脈性潰瘍

❶ 静脈性潰瘍の病態
静脈性潰瘍では、静脈の弁の機能不全が原因で血液がうっ滞し、組織間質圧の上昇が生じ、組織に持続的な炎症が起こる。通常、下腿に多くみられ、浮腫や腫脹、潰瘍周囲の色素沈着、疼痛、搔痒を伴う。炎症が持続すると皮下組織の線維化による不可逆的な硬化、潰瘍を生じる。

❷ 静脈性潰瘍の病態に応じた治療

　治療の基本は静脈の逆流・うっ滞を防ぐことである。

　通常、下肢の血液は表在静脈から穿通枝を介し深部静脈へと流れている。表在静脈を弾性ストッキングや包帯で圧迫し、組織の浮腫を軽減することで潰瘍は改善する。

　圧迫で改善しない症例では、深部静脈の閉塞がないことを確認してから表在静脈を硬化させ、逆流を防ぐ硬化療法や逆流している静脈を抜去するストリッピングやレーザーによる治療を行う。また重症例には静脈の穿通枝を内視鏡を用いて結紮する内視鏡下不全穿通枝切離術（subfascial endoscopic perforator surgery：SEPS）と呼ばれる方法を行う。静脈の逆流が軽減されれば静脈性潰瘍は改善するが、創の管理は湿潤環境で行うのがよい。

学習参考文献

1) 大浦紀彦. 下肢救済のための創傷治療とケア. 東京, 照林社, 2011.
2) 寺師浩人. 糖尿病制足潰瘍（with/without PAD）の治療・創傷. 1 (1), 2010, 1-12.
3) 寺師浩人ほか. 糖尿病性足潰瘍の病態別分類：神戸分類の提唱, 糖尿病フットケア Update. 医学のあゆみ. 240 (11), 2012, 881-7.

17 創部哆開創のアセスメントと治療

Point
①創の哆開とは、縫合閉鎖した創が早期に離開することである。
②創哆開創のアセスメントでは、創傷の治癒過程と創傷治癒に影響を与える因子について理解したうえで、創離開の原因や創部の状態を評価することが重要である。

創傷の治癒過程

創部の創傷治癒過程は、止血から炎症細胞の遊走、線維芽細胞の増殖の結果の肉芽形成、血管新生と上皮化を生じる増殖期、さらに組織の再構成が起こり完成される。創傷の組織の欠損量や感染の有無に応じて創傷の治癒形式は、一次治癒、二次治癒、三次治癒の 3 つに分類することができる（**図 47**）。

❶ 一次治癒

組織に細菌感染などが起こらず、組織の損傷がわずかな場合、再構築された組織の量が少なく、瘢痕が残らずに治癒する。また組織の修復に要する時間も短い。手術創の多くがこれにあたる。

❷ 二次治癒

感染などで組織が広範囲で壊死した場合や組織の損傷が大きい場合、まず組織の欠損した部分に滲出液が貯留し、炎症細胞の遊走が生じる。
まず毛細血管が生成され、次に肉芽組織が形成され、徐々に瘢痕となる。組織の修復には時間を要し、こうした修復過程で進められた治癒の方法のことを二次治癒という。

❸ 三次治癒

主に感染を伴う創傷を、一定期間、開放創として処置し、のちに縫合閉鎖することで得られる治癒のことを三次治癒という。

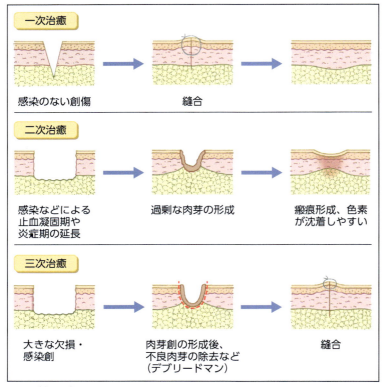

図47 創傷治癒過程
竹内佐智恵．"第1部 2 外科的侵襲から回復期の生体反応"．ナーシング・グラフィカ 成人看護学（4）：周術期看護．第3版．大阪，メディカ出版，2018，34．より引用

創傷治癒に影響を与える因子

創傷治癒に影響を与えるものは多種多様であり、以下に列挙する。

・**感染**

原疾患が虫垂炎などの感染性疾患の場合、生じることがある。

・**栄養障害**

低アルブミン状態で創の癒合が遅延

・**低酸素血症**

・**慢性疾患**

糖尿病、肝臓疾患、膠原病

・**薬剤**

抗がん剤、免疫抑制剤の使用による創傷治癒力の低下

・**放射線**

組織の血流障害が生じる

・**高齢、肥満、喫煙**

・**手術手技**
　創部の緊張・創縁の過緊張による血流不全が原因
・**異物**
　手術で使用した縫合糸が感染の原因となることもある。

離開創の評価と治療

発赤、腫脹、疼痛、排膿などの炎症、感染所見に注意する。
　前述の創傷治癒に影響を与える因子を確認し、これらを改善できる場合は行う。
　創部の血腫の除去、壊死組織のデブリードマン、滲出液のドレナージ、抗菌薬による感染のコントロールによって創部を清浄化し、可能なら再縫合を試みる。難しいようなら二次治癒、三次治癒を検討する。

引用・参考文献

1) 竹内佐智恵. "第1部 2 外科的侵襲から回復期の生体反応". ナーシング・グラフィカ 成人看護学 (4): 周術期看護. 第3版. 大阪, メディカ出版, 2018, 34. より引用

2章 特定行為区分に含まれる特定行為に 特定行為ごと学ぶべき事項

褥瘡または慢性創傷の治療における血流のない壊死組織の除去

到達目標

- 医師の指示の下、手順書により、身体所見（血流のない壊死組織の範囲、肉芽の形成状態、膿や滲出液の有無、褥瘡部周囲の皮膚の発赤の程度、感染徴候の有無等）、検査結果および使用中の薬剤等が医師から指示された病状の範囲にあることを確認し、鎮痛が担保された状況において、血流のない遊離した壊死組織を滅菌ハサミ（剪刀）、滅菌鑷子等で取り除き、創洗浄、注射針を用いた穿刺による排膿等を行う。出血があった場合は圧迫止血や双極性凝固器による止血処置を行う。

1. 褥瘡および慢性創傷の治療における血流のない壊死組織の除去の目的
2. 褥瘡および慢性創傷の治療における血流のない壊死組織の除去の方法
3. 褥瘡および慢性創傷の治療における血流のない壊死組織の除去の適応と禁忌
4. DESIGN-R®に準拠した壊死組織の除去の判断
5. 全身状態の評価と除去の適性判断
6. 褥瘡および慢性創傷の治療における血流のない壊死組織の除去に伴う出血の止血方法

1 褥瘡および慢性創傷の治療における血流のない壊死組織の除去の目的

Point

褥瘡および慢性創傷に対するデブリードマンは、創部の感染や炎症をコントロールし、創傷治癒を促す点できわめて重要な治療行為である。

褥瘡および慢性創傷における壊死組織は、正常な肉芽組織の形成や上皮化を妨げ、創傷治癒を遷延させるだけではなく、細菌が繁殖する場ともなり、細菌感染の温床となりうる。

特に褥瘡においては、低栄養や糖尿病などの基礎疾患を有する患者に生じることが多く、褥瘡の二次感染から敗血症に至り死亡する可能性もある。そのため、壊死組織を可及的に除去すること（以下、デブリードマン）は、創部の感染や炎症をコントロールし、創傷治癒を促す点でもきわめて重要な治療行為である。また、デブリードマンによって、壊死がどの深さの組織にまで至っているかを判断することが可能となるため、褥瘡や創傷の重症度判定にも有用である。

2 褥瘡および慢性創傷の治療における血流のない壊死組織の除去の方法

Point

①デブリードマンには、(1) 剪刀 (ハサミ) やメスなどを用いて壊死組織を切除・掻爬する外科的デブリードマン、(2) 酵素製剤などが含有された外用剤を用いて壊死組織を融解させる化学的デブリードマン、(3) 閉塞性ドレッシングによる自己融解作用を用いたデブリードマン、(4) 機械的方法 (wet-to-dry ドレッシング法、高圧洗浄など) によるデブリードマンなどさまざまな種類がある。

②代表的なデブリードマンは、外科的デブリードマン、化学的デブリードマンであり、ここではその 2 種類について説明する。

外科的デブリードマン

1 局所麻酔

壊死組織は無痛であるため、壊死組織に対するデブリードマンを実施する際には通常局所麻酔は不要である。しかし、境界が不明瞭な壊死組織に対してデブリードマンを実施する場合には、局所麻酔による疼痛管理が必要となることがある。

局所麻酔にはリドカイン塩酸塩 (キシロカイン®注射液) が一般的に使用されている (図1)。リドカイン塩酸塩の濃度に応じて「0.5%」「1%」「2%」の製剤が存在し、推定される麻酔使用量などから選択される。また、エピレナミ

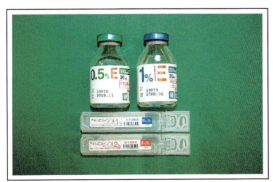

図1. リドカイン塩酸塩 (例)

ンを含有したリドカイン塩酸塩も存在し、エピレナミンの血管収縮作用による、①出血の抑制効果、②キシロカインの作用時間の延長効果、③局所麻酔薬の中毒反応の予防効果、があり、有効である。一般的には「キシロカイン®注射液「1%」エピレナミン（1：100,000）含有（1%E入りキシロカイン®）」が使用されることが多い。しかし、指先部や耳介、陰茎などの部位においては血管収縮作用による虚血壊死を生じる可能性があるため、エピレナミン含有リドカイン塩酸塩は使用してはならない。

❷ 局所麻酔時の注意点

　局所麻酔薬を使用する際には、その麻酔薬の極量（基準最高量）を添付文書などで確認しておく必要がある（例：1%E入りキシロカイン®の成人の極量は50mL［リドカイン塩酸塩として500mg］）。極量を超えると麻酔薬中毒を生じる危険性があるためである。しかし、患者の全身状態や体格などによっては極量以下でも麻酔薬中毒が生じる可能性があるため、できる限り少量の麻酔薬で処置を実施するように心がける。

　また、救急カートなど急変時の準備も必要である。

　局所麻酔では一般的には23～27G針と5～10mLシリンジを使用する（局所麻酔の範囲に応じて決める）。壊死組織の辺縁の健常皮膚に局所麻酔を実施する。注射部を消毒した後に皮下に針を進め、麻酔薬の注入前にはシリンジに陰圧をかけて逆血がないことを必ず確認する。もし逆血があれば、それは針先が血管内に留置していることを意味しており、その場所で局所麻酔を実施してはならない。

❸ 皮膚切開

　滅菌ハサミ（剪刀）や尖刃（11番）を用いて皮膚切開を行う（**図2**）。なるべく出血させないように壊死組織の辺縁を少し残してデブリードマンを実施する（**図3**）。壊死がどの深さの組織にまで至っているかを確認しながら、健常

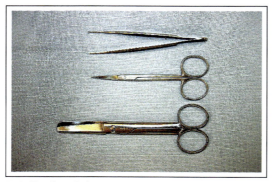

図2. 使用物品（例）
上：有鈎鑷子　中：眼科反剪刀　下：外科反剪刀

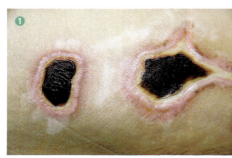
❶ 大転子部に発生した褥瘡。壊死組織の境界は明瞭である

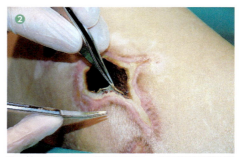
❷ 黒色壊死部の辺縁を鑷子で把持し、壊死部の下床を眼科剪刀で剥離

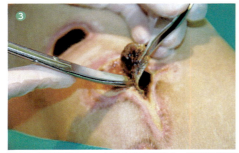
❸ 鑷子で壊死組織をしっかりと挙上すると、剥離の境界線が確認しやすくなる

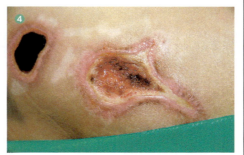
❹ デブリードマン終了時。下床の紅色肉芽が確認できる。

図 3. デブリードマンの実際

組織に損傷を与えないように十分注意する必要がある。

❹ 洗浄

デブリードマンした創部を水道水や生理食塩水で十分に洗浄する。異物が創面に付着している場合などに、生理食塩水の注射用ボトルに 18G 針を装着し、ボトルを用手的に圧迫して生理食塩水をジェットのように噴出させて洗浄する方法もある（**図 4**）。

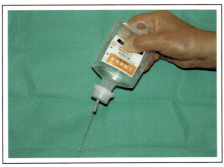

図 4. 洗浄の一例

❺ 穿刺による排膿

皮下に膿瘍を認める場合、穿刺による排膿を検討する。18G 針を装着した 5〜10 mL シリンジを準備し、穿刺部を消毒した後にシリンジに陰圧をかけながら、皮膚に対して垂直に皮下膿瘍を穿刺する（**図 5**）。穿刺中に排膿が停止した場合には、針先の向きや深さをわずかに変更してさらに排膿してくるか試してみる。穿刺後、しばらくガーゼで圧迫止血し、止血を確認する。

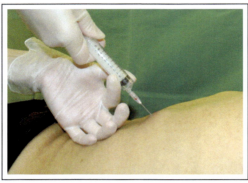

図 5．背部の皮下膿瘍の穿刺例
手がぶれないように患者の体に手指をつけて固定しながら穿刺を実施

化学的デブリードマン

ブロメライン軟膏は、パイナップルから抽出した蛋白分解酵素を含有しており、壊死組織の分解・除去に使用される。しかし、健常皮膚への刺激性があるため、あらかじめ創部周囲の健常皮膚にワセリンなどの油脂性軟膏を外用して保護する必要性がある。

3 褥瘡および慢性創傷の治療における血流のない壊死組織の除去の適応と禁忌

> **Point**
> ①褥瘡のデブリードマンは、急性期ではなく、壊死組織の範囲が明確となった慢性期のタイミングで実施する。
> ②血流障害に伴う慢性創傷の場合、デブリードマンにより創部の状態がさらに悪化する危険性があるため、安易なデブリードマンは避けるべきである。

デブリードマン実施の判断

褥瘡は、発生から間もない時期（急性期）には発赤、紫斑、腫脹、水疱など多彩な病態を示すことが多く、最終的な壊死組織の範囲が評価できるようになるまでには通常1〜3週間を要する。壊死組織の範囲が明瞭となっていない急性期の段階でのデブリードマンは避けるべきであり、急性期の間は洗浄と外用薬や創傷被覆材などによる処置を連日継続する（**図6左**）。慢性期に至り壊死の範囲が明瞭となった壊死組織に対しては、デブリードマンの適応となる（**図6右**）。

糖尿病や末梢動脈疾患、膠原病などに伴う動脈性の血流障害に起因する慢性創傷については、デブリードマンによってさらに壊死が拡大する危険性があるため、安易なデブリードマンは避けるべきである。血流障害が疑われる場合には、足関節上腕血圧比（ABI：ankle brachial pressure index）や皮膚灌流

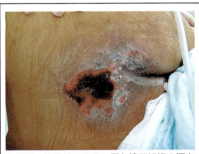
急性期。仙骨部に潰瘍と黒色壊死組織の混在を認める

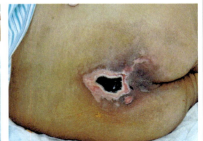
慢性期（約3週間後）。黒色壊死組織の範囲が明瞭となった

図6. 急性期と慢性期の褥瘡の変化

圧（SPP：skin perfusion pressure）などで血流障害の評価を行う必要性がある。デブリードマンの適否について検討が必要である。著しい血流障害が認められる場合には、デブリードマンは実施せずに創部を乾燥させて、いわゆるミイラ化を目指した外用治療を検討する。

4 DESIGN-R®に準拠した壊死組織の除去の判断

Point

デブリードマンの適応を判断するために、DESIGN-R®分類を用いて創部の状態を正確に評価することが重要である。

　抗菌薬の全身投与や局所抗菌外用薬・ドレッシング材による治療に抵抗性の褥瘡や、感染を有する褥瘡に対しては外科的デブリードマンを考慮する。デブリードマンの前後ではDESIGN-R®分類（1章5、11節参照）を用いて創部の状態を正確に評価する必要性がある。

　硬く厚い壊死組織が存在する場合や、発熱や褥瘡周囲の炎症所見（発赤、腫脹、疼痛）や悪臭を認める場合には、感染コントロールのためにデブリードマンが必要である。特に褥瘡の二次感染から敗血症に至っている場合には、壊死組織を可及的速やかに除去しなければならない。また、ポケットを形成している場合、ポケット下の壊死組織の存在が疑われるため、ポケットの切開を考慮する。

　感染コントロールができている褥瘡の場合であっても、保存的治療で改善が認められない壊死組織や不良な肉芽組織等は、外科的デブリードマンの適応となる。皮下組織以上の深さにまで及ぶ褥瘡、特に筋組織を超え骨に達する褥瘡は治癒までに長期間を要するため、外科的デブリードマンを考慮する。

5 全身状態の評価と除去の適性判断

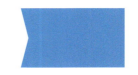

> **Point**
>
> 褥瘡を合併した患者は全身状態が不良のことが多い。デブリードマンは侵襲的な治療行為であるため、患者の全身状態などを総合的に考慮してデブリードマンの適応を判断しなければならない。

　デブリードマンは侵襲的な治療行為である。また、褥瘡を合併した患者の多くは高齢、低栄養状態、寝たきり、多数の基礎疾患の合併など、全身状態が不良のケースが多い。そのため、患者個々の全身状態、壊死組織の深さ・範囲、デブリードマンを行う際の患者の体位、デブリードマンに要する推定時間などを総合的に考慮してデブリードマンの適応を検討する。

　壊死組織の範囲が広い場合、一度にすべての壊死組織をデブリードマンするのではなく、数回に分割して実施することも検討する。デブリードマンを実施する際には、あらかじめ本人や家族に十分な説明を行い、書面での同意を得る必要がある。

　デブリードマンを実施する際には、事前にバイタルサインの確認や出血傾向の有無など、患者の全身状態の把握が必要である。全身状態がきわめて不良の場合には、デブリードマンを延期することも検討するが、褥瘡の二次感染による敗血症で、発熱や頻脈など全身状態が不良と判断される場合には、感染コントロールのためにデブリードマンを実施するべきである。デブリードマンの実施中にもバイタルサインだけではなく、患者に疼痛の訴えがないか、苦悶様の表情をしていないか適宜確認することも重要であり、状況によってはデブリードマンの中断も検討する。

　また、デブリードマンだけではなく、基礎疾患や栄養管理、環境因子（体圧分散マットレスの種類、体位変換の頻度など）を含めた全身状態のアセスメントを医師、看護師、薬剤師、栄養師などと共に適宜実施することも重要である。

6 褥瘡および慢性創傷の治療における血流のない壊死組織の除去に伴う出血の止血方法

Point

①デブリードマンを実施する際には、出血させないように十分注意する。
②もし出血を認めた場合には、5〜10分程度圧迫止血を行う。
③圧迫止血を実施しても止血困難な場合には、双極性凝固器を用いて止血を行う。

デブリードマンによる出血の止血方法

❶ 圧迫止血

　止血の基本は、圧迫止血である。これは指先でガーゼを介して出血部位を直接圧迫し、止血を得る方法である。動脈性出血の場合でも、大血管でない限り基本的には圧迫止血で止血は可能である。圧迫止血で一番重要なことは、とにかく5〜10分程度ずっと圧迫し続けることである。止血を確認するために、数分ごとに何度も圧迫を解除することは控えるべきである。

❷ 双極性凝固器（バイポーラ）

　圧迫止血で止血が困難な場合、バイポーラ（図7）を用いた止血法が有用である。バイポーラは先端がピンセットの形状をしており、フットスイッチを踏んでいる間だけピンセット間で高周波電流が流れて凝固止血が可能となる。バイポーラでは電気メスとは異なり対極板は必要ない。使用前に出力値の設定が必要となるが、バイポーラの機械ごとに適切な出力値は異なるため、事前に確認が必要である。出血部位をピンポイントにピンセットで挟むようにして凝固止血を行う。摘んでいる組織量が多い場合やピンセット先端部に出血や汚れが付着している場合には、十分な凝固止血が得られない場合がある。

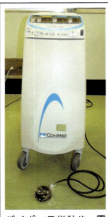
バイポーラ単独や、電気メスの使用も可能な機械などさまざまなタイプが存在する。写真下にはフットスイッチがある

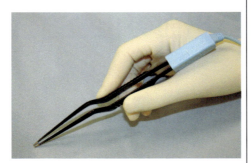
バイポーラの持ち方

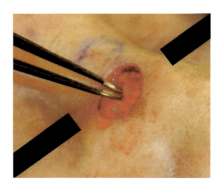
出血部位をピンポイントに挟みフットスイッチを踏んで凝固止血を行う

図7. 双極性凝固器（バイポーラ）

学習参考文献

1）創傷・褥瘡・熱傷ガイドライン―1：創傷一般ガイドライン．日皮会誌．127（8），2017，1659-87．

引用・参考文献

1）創傷・褥瘡・熱傷ガイドライン―1 創傷一般ガイドライン．日皮会誌．127（8），2017，1659-87．
2）褥瘡予防・管理ガイドライン．褥瘡会誌．17（4），2015，487-557．
3）後藤孝浩ほか．褥瘡の保存的治療と外科的治療．PEPARS．88，2014，79-87．
4）日本皮膚外科学会．皮膚外科学．東京，秀潤社，2010．
5）穴澤貞夫監修．改訂ドレッシング：新しい創傷管理．東京，へるす出版，2005．
6）真田弘美ほか編．ナースのためのアドバンスド創傷ケア．東京，照林社，2012．

3章 特定行為区分に含まれる特定行為に 特定行為ごと学ぶべき事項

創傷に対する陰圧閉鎖療法

到達目標

- 医師の指示の下、手順書により、身体所見（創部の深さ、創部の分泌物、壊死組織の有無、発赤、腫脹、疼痛等）、血液検査結果及び使用中の薬剤等が医師から指示された病状の範囲にあることを確認し、創面全体を被覆剤で密封し、ドレナージ管を接続し、吸引装置の陰圧の設定、モード（連続、間欠吸引）選択を行う。

1. 創傷に対する陰圧閉鎖療法の種類と目的
2. 創傷に対する陰圧閉鎖療法の適応と禁忌
3. 創傷に対する陰圧閉鎖療法に伴うリスク（有害事象とその対策等）
4. 物理的療法の原理
5. 創傷に対する陰圧閉鎖療法の方法
6. 創傷に対する陰圧閉鎖療法に伴う出血の止血方法

1 創傷に対する陰圧閉鎖療法の種類と目的

Point

①陰圧閉鎖療法（negative pressure wound therapy：NPWT）は創傷に対して管理された陰圧をかけることで創縁を引き寄せ、過剰な滲出液と感染性老廃物質を除去し、肉芽組織の形成を促進する治療法である。
②外傷のような急性創傷から、褥瘡や糖尿病性潰瘍、静脈性潰瘍などの慢性創傷まで、創傷を早期に閉鎖する治療法として広く行われている。

陰圧閉鎖療法で使用される機器の種類

2010年、ケーシーアイ（KCI）株式会社製の陰圧補助閉鎖療法システム（vacum assisted closure）V.A.C.が保険使用可能となった。陰圧閉鎖治療が慣例的にバックと呼ばれるのもこの導入経過によるものである。

現在、陰圧閉鎖療法で使用できる機器は以下の7種類である。

❶ INFOV.A.C.®型陰圧維持管理装置（図1）

KCI社製で従来品の重量や大きさが約半分に小型軽量化されている。本体背部のハンガーアームを使用し、点滴スタンドやベッドに固定して設置が可能である。キャニスターは滲出液に応じて300mL、500mL、1,000mLが選択可能である。

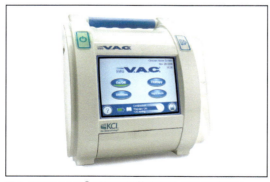

図1. INFOV.A.C.®型陰圧維持管理装置（KCI株式会社）

❷ ACTIV.A.C.®型陰圧維持管理装置（図 2）

　KCI 社製、重さ 0.91kg と小型軽量化され、携帯性も向上している。ADL が比較的高い患者にも対応している。キャニスターの容量は 300mL である。

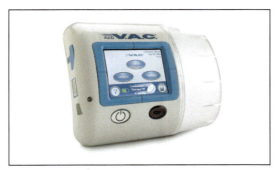

図 2. ACTIV.A.C.®型陰圧維持管理装置（KCI 株式会社）

❸ V.A.C.ULTA®型陰圧維持管理装置（図 3）

　KCI 社製、陰圧治療に洗浄液の自動注入・吸引機能（ベラフロ治療）を加えた新しい機種である。創傷に合わせて V.A.C.®ベラフロ治療の各サイクル（洗浄液の注入量、浸漬時間、陰圧閉鎖療法時間）の設定が可能である。

　キャニスターの容量は、300mL、500mL、1,000mL がある。

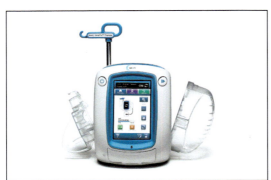

図 3. V.A.C.ULTA®型陰圧維持管理装置（KCI 株式会社）

❹ RENASYS® EZ MAX 陰圧維持管理装置（図 4）

　スミス・アンド・ネフュー社製、本体は比較的大型でキャニスターの容量は 250mL、800mL の 2 種。ドレッシング材は創の状態に応じて 2 種類のフォームの選択が可能である。

　RENASYS フォームフィラーは深い創傷や滲出液の多い創傷に適したタイプ、RENASYS コットンフィラーは、創部にポケットや凹凸のある症例に適している。

本体と創部をつなぐ連結チューブ（RENASYS ソフトポート）が柔らかくクッション性に優れており、チューブによる褥瘡のリスクを軽減することができる。

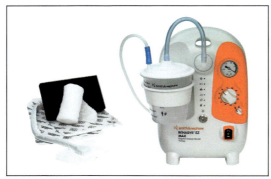

図4. RENASYS® EZ MAX 陰圧維持管理装置
（スミス・アンド・ネフュー株式会社）

❺ RENASYS® GO 陰圧維持管理装置（図5）

スミス・アンド・ネフュー社製、軽量で可搬性に優れたタイプで、キャニスターの容量は、300mL と 750mL がある。

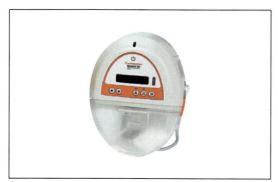

図5. RENASYS® GO 陰圧維持管理装置
（スミス・アンド・ネフュー株式会社）

❻ PICO® 創傷治療システム（図6）

スミス・アンド・ネフュー社製、超小型軽量で、外来通院で使用可能である。電池式で−80mmHg の陰圧をかけることができる。

キャニスターは不要で、滲出液は被覆材の表面から蒸散させる。滲出量が少なく比較的浅い潰瘍に適応がある。

構成品はすべてディスポーザブルである。

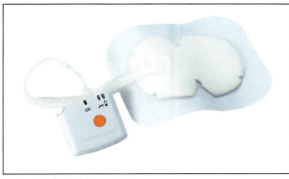

図6. PICO®創傷治療システム
（スミス・アンド・ネフュー株式会社）

❼ SNAP®陰圧閉鎖療法システム（図7）

　KCI社製、超小型軽量で携帯性に優れる。外来通院での使用が可能である。非電動型で特殊な定荷重バネを用いることで、2種類のカートリッジ（陰圧：−125mmHg、−75mmHg）に応じた一定の圧を維持することができる。
　構成品はすべてディスポーザブルである。

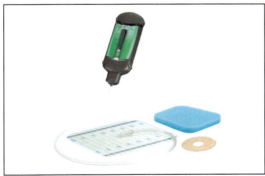

図7. SNAP®陰圧閉鎖療法システム（KCI株式会社）

2 創傷に対する陰圧閉鎖療法の適応と禁忌

Point

① 陰圧閉鎖療法の適応は「既存治療に奏効しない、あるいは奏効しないと考えられる難治性創傷」であり、正しく使用すれば非常に有用な治療法である。
② wound bed preparation、TIME コンセプトに基づいた治療を行うことで、多くの創傷が陰圧閉鎖療法の適応となる。
③ 陰圧閉鎖療法の際は、出血の誘発と組織の脆弱性に注意して行う。悪性腫瘍がある創傷、血管等吻合部、臓器と交通している瘻孔、痂皮を伴う壊死組織を除去していない創傷などは陰圧閉鎖療法の適応外である。

陰圧閉鎖療法の適応

① 陰圧閉鎖療法は、適応に応じて正しく使用すれば非常に有用な治療法である。
② その適応は広く、「既存治療に奏効しない、あるいは奏効しないと考えられる難治性創傷」とされる。
③ 陰圧閉鎖療法は、陰圧により創を引き寄せ、滲出液を排出する。これにより創が収縮し、浮腫も軽減する。また創部の血流が増加することも確認されており、これらの作用により、肉芽が形成され、創の治癒が促進される。
④ 実際に、陰圧閉鎖療法を行う際には、wound bed preparation の概念をよく理解し、まずは TIME コンセプトに基づいた治療を行うことで多くの創傷が陰圧閉鎖療法の適応となる。
⑤ 創傷の壊死を取り除き、感染のコントロールを行う。組織にある程度の血流があれば、陰圧閉鎖療法の効果は大きい。
⑥ 閉鎖療法で治療可能な代表的疾患として、糖尿病性潰瘍、静脈性下腿潰瘍、虚血性潰瘍、外傷、褥瘡、術後離開創などがある。
⑦ 閉塞性動脈硬化症（ASO）や末梢動脈疾患（PAD）などの虚血性疾患に起因する創傷を有する患者に使用する際には、血行再建を先に行い、血流の改善を図った後に陰圧閉鎖療法を行うことが効果的である。

持続陰圧療法（NPWT）を始める際に、より効果的に施行するために、**表1** の点に留意する。

表1. NPWTを始める際の留意点

- 壊死組織の除去
- 感染コントロール
- 良好な血流
- 止血の確認
- 治療ゴールまでの道筋を見極める（保険適応は3〜4週間である）

陰圧閉鎖療法の禁忌について

出血の誘発と組織の脆弱性に注意することが重要である。

具体的な禁忌例として**表2**のようなものがある。

表2. NPWTの禁忌例

- 悪性腫瘍がある創傷
- 主要な血管、臓器、主要神経が露出している創傷
- 血管等吻合部
- 臓器と交通している瘻孔、瘻孔が難治化する可能性のある創傷（髄液瘻や消化管瘻、肺瘻など）
- 壊死骨が除去されていない骨髄炎
- 臓器と交通している瘻孔、および未検査の瘻孔がある創傷
- 出血するおそれのある患者、抗凝固薬または抗血小板薬などを投与されている患者
- 痂皮を伴う壊死組織を除去していない創傷

3 創傷に対する陰圧閉鎖療法に伴うリスク（有害事象とその対策等）

Point

① 陰圧閉鎖療法の有害事象のなかで重篤なものは、出血、感染、組織の壊死、瘻孔である。
② 創部からの出血を防ぐには、組織のデブリードマンの際の十分な止血、陰圧を低圧（−50〜75 mmHg）から開始、交換の 15〜30 分前の電源オフ、などの対策を行う。

陰圧閉鎖療法を施行する際に、重篤な有害事象を防ぐために、機器の使用方法や禁忌をよく理解し、患者の選択基準、創傷のタイプ、および各患者に必要な適切な管理を行うことが重要である。

重篤な有害事象：出血、壊死、瘻孔を防ぐための対策

有害事象のなかで重篤なものは、出血、感染、組織の壊死、瘻孔である。

❶ 創部からの出血を防ぐ対策

創部からの出血を防ぐ対策を下記に示す。
① 組織のデブリードマンの際に十分止血を行う。
② 陰圧を低圧（−50〜75mmHg）から開始する。
③ 交換の 15〜30 分前に電源をオフし、愛護的にフォームを剥離する。またはフォームを剥離する前に生理食塩水をドレッシング内に注入する。
④ 抗凝固剤投与中やデブリードマン後は特に注意する。
⑤ フォーム抜去時の出血予防対策では、微出血は不可避だが、ガーゼで押さえて止血を行う。

❷ 創部の壊死挫滅、瘻孔を防ぐ対策

創部の壊死挫滅、瘻孔を防ぐためには、低圧（−50〜75mmHg）から開始することが重要である。

非重篤な有害事象：疼痛、浸軟、皮膚炎、発赤を防ぐための対策

　有害事象のなかで、非重篤なものは、疼痛、浸軟、皮膚炎、発赤などである。
①疼痛を緩和するために、必要に応じて、局所麻酔薬のドレープ内への注入や
　コンタクトレイヤーの使用を検討する。
②皮膚の浸軟・皮膚炎は、フィルム材の貼付や皮膚保護材を使用し予防する。

4 物理的療法の原理

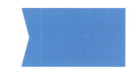

> **Point**
> ①物理的療法は、生体の創部に物理的な手段で刺激を加えて創傷の治癒を促進する治療法である。
> ②物理的療法の効果として、感染防御、疼痛緩和、壊死組織の除去や創の縮小などが期待できる。

創傷に対するさまざまな物理的療法

❶ 水治療

35.5～36.6℃の湯を使用して行う。水の物理特性（温度、浮力、水圧）による壊死組織の除去、創部の洗浄による感染防御、精神衛生の改善などの効果がある。

❷ パルス洗浄・吸引療法

創部をカバーし、断続的な水流を創部に当て吸引することで、壊死組織の減量に有効である。

❸ 電気刺激療法

電気刺激装置を用いて、創部に電流を流す療法。血管の収縮、白血球の凝集、殺菌作用を認め、創の縮小効果がある。

❹ 加振装置

マットレスの下に振動を生じる装置を挿入して行う。創部の微小循環の改善を促す。

❺ 超音波療法

創部に超音波を当て、線維芽細胞や血管内皮細胞を活性化させ、創傷治癒を促進する。

❻ パルス電磁場刺激療法

骨折に対する物理的療法。四肢の遷延治癒骨折や偽関節の難治性骨折に対して，健康保険の適用が承認されている。

❼ 高気圧酸素療法（HBO）

高圧環境下で、高濃度の酸素を吸入する治療である（hyperbaric oxygen therapy：HBO）。虚血のため低酸素状態にある組織の酸素濃度を上げ、創傷治癒を促進する。また、感染に対しても抗菌的に作用する。

❽ 陰圧閉鎖療法

創部をフィルム材で密封し、吸引発生器で陰圧をかけ創の収縮と滲出液の排出を促し創傷の治癒を促進する。組織に直接、接するフィラーの物理的作用も肉芽形成を促す（3章1、2節参照）。

5 創傷に対する陰圧閉鎖療法の方法

Point

陰圧閉鎖療法（NPWT）は、フォーム材を通して創部に陰圧をかけることで、創縁を引き寄せ、過剰な滲出液および感染性老廃物を取り除き、肉芽組織の形成を促進する。

陰圧閉鎖療法の実際

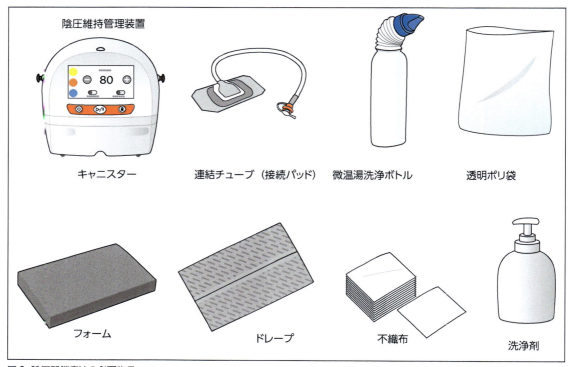

図8. 陰圧閉鎖療法の必要物品

陰圧閉鎖療法の手順

①創傷の管理（図9）
・創を洗浄し、周囲の皮膚の水分を拭き取る。
・感染・出血のない創であることを確認する。

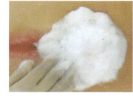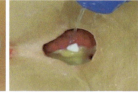

図9

②創傷のサイズに合わせてフォームをカットし創部へ置く（図10）
・創に合わせてフォームをカットする。
・創が浅い場合は、フォームを薄くする。
・フォームは創部の大きさよりやや小さくすることで、創の収縮が効率よく生じる。
・創周囲も保護が必要な場合は、皮膚被膜材やドレープなどを周囲皮膚に使用する。

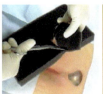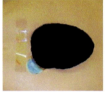

図10

③付属のドレープでフォーム全体を被覆する（図11）
・適切な密閉ができるよう、創周囲から約3cmは広く貼ることが理想である。

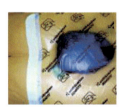

図11

④ドレープの一部に2cm程度の穴をあける（図12）
・連結チューブ（接続パッド）を取り付ける。
・位置のドレープをつまみ上げ穴をあける。
・フォームをカットしても問題ない。

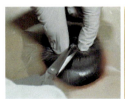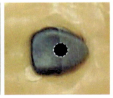

図12

⑤連結チューブ（接続パッド）を貼付する（図13）
・接続パッドが健常皮膚を圧迫しないように注意する。
・また、チューブが非荷重部を通るようにする。

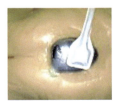

図13

⑥本体と接続し吸引を開始する
・通常は－125mmHgで陰圧を設定する。組織が脆弱な層や、虚血創では、－50mmHgから－75mmHg程

度の弱めの吸引圧で開始する。
- エアリークがないことを確認。
- 疼痛や皮膚の色調を観察する。

連結チューブ（接続パッド）による圧迫回避の方法

①**フォームは創に合わせたものと、ブリッジング用をカットする（図14）**

②**ブリッジングする部分にドレープを貼付する**
- ブリッジングする部分の皮膚が浸軟しないように、ドレープを貼付して皮膚を保護する。

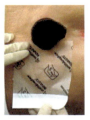
図14

③**ドレープを貼付し穴を開ける（図15）**
- 創部およびブリッジ部にドレープを貼り、約2cmの穴を開ける。

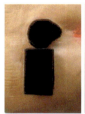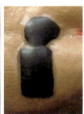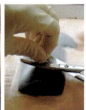

図15

④**連結チューブを接続する（図16）**

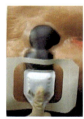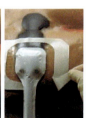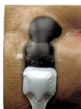

図16

部位別の実際例

足趾間にある創の場合（図 17）

創周囲が浸軟しているため、創傷被覆材を貼付している。

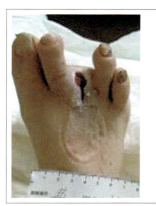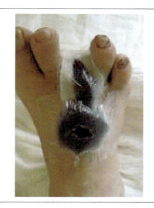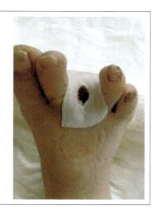

図 17

足趾・足背・足底などの場合

ドレープを半分に折り挟むように貼る（**図 18**）。

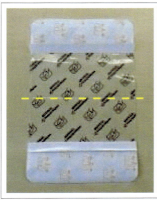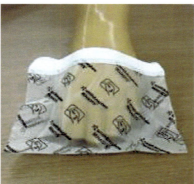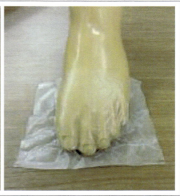

図 18

足趾同士が重なる場合はスポンジなどを挟む。（**図 19**）

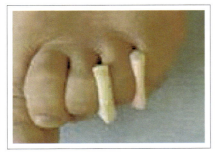

図 19

腹部の手術創の場合　1　(図20)

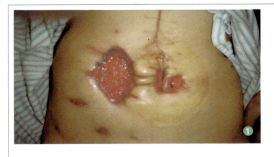
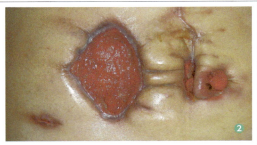
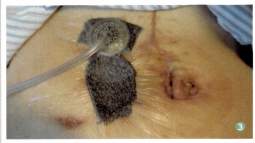

図20

腹部の手術創の場合　2　(図21)

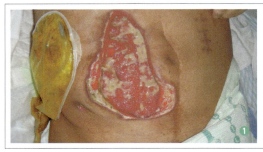
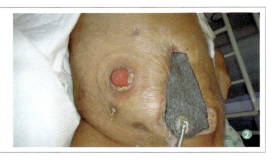

図21

ストーマ周辺創の場合（図22）

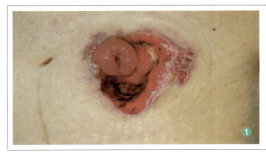
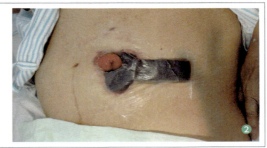

図22

仙骨部褥瘡の場合（図23-1、2）

　フォームを傷より少し小さめに作成、肛門部が特にリークしやすいため、しっかり皮膚を伸ばし広げてもらいながらフィルムを貼っている。

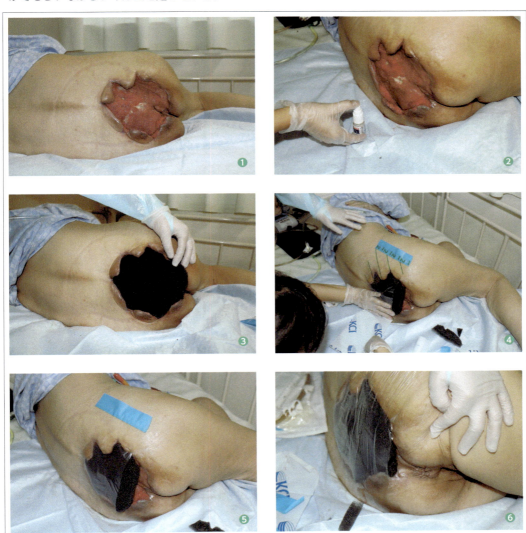

図23-1

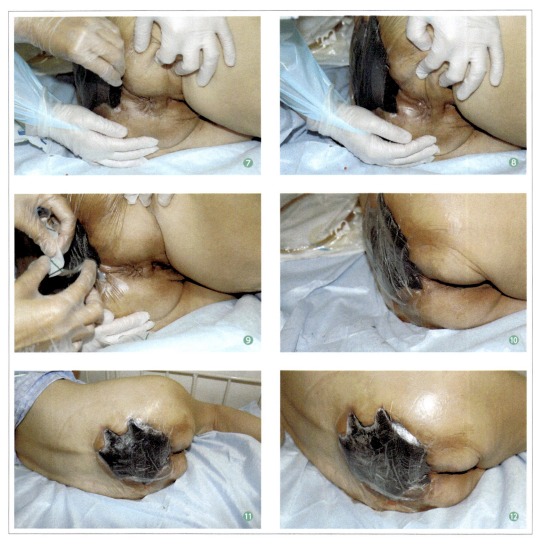

図 23-2

足底部にある糖尿病性壊疽の場合（図24）

　傷が小さいため、傷の直上に連結パッドが来ないようにフォームを橋わたしている。荷重は禁止している方だが、患者さんが車いすで動きやすいように、足底ではなく足背にチューブをつなぐようにしている。フォームの下はフィルムで保護し、皮膚損傷が起きないように留意している。

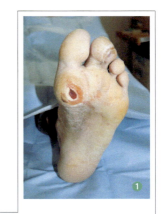

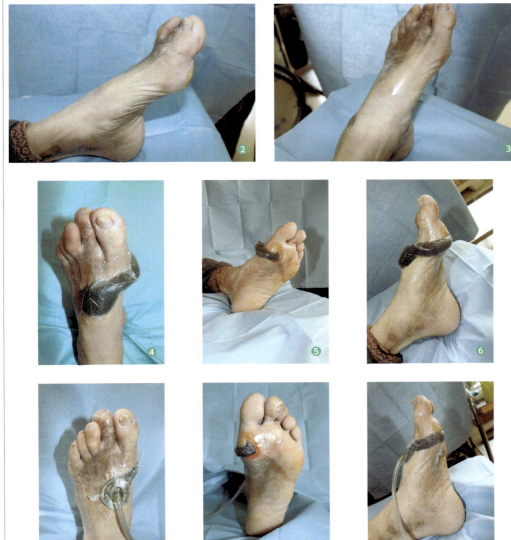

図24

仙骨部褥瘡　圧迫回避の方法の実際（図25）

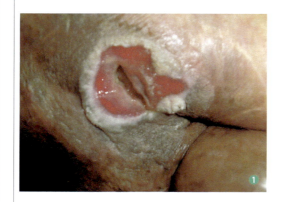

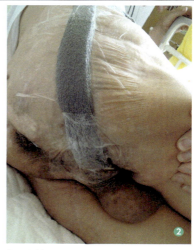

仰臥位による圧迫を防ぐため、フォームを骨突出部を避けて腹部までブリッジングする。

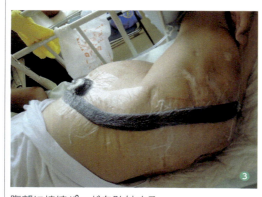

腹部に接続パッドを貼付する。

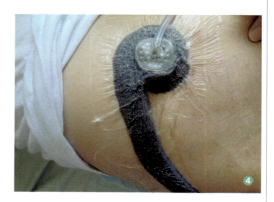

図25

6 創傷に対する陰圧閉鎖療法に伴う出血の止血方法

Point

①陰圧閉鎖療法を用いて難治性創傷を治療する際に、創部より出血することがある。
②透析患者や心疾患がある患者で、抗凝固薬や抗血小板薬を投与されている場合や、壊死組織のデブリードマン後に出血を起こすことが多い。

出血の予防

①壊死組織のデブリードマンでは、止血を入念に行う。
②微小な出血の止血目的で血液凝固を促すアルギン酸塩被覆材（カルトスタット®、ソーブサン、アルゴダームトリオニック®、アルジサイト銀）を使用する。
③大血管露出部に直接フォームを置かない。
④出血傾向、組織の脆弱性がある場合は、陰圧を低圧（−50〜70mmhg）から開始する。
⑤フォーム交換時の出血予防策として、フォームと創部の間にコンタクトレイヤー被覆材（エスアイ・メッシュ、ウルゴチュール®など）を使用する。

止血方法

①一般に循環血液量の20％以上の出血で循環血液量減少性ショックを生じ、出血量が40％以上になると心停止の危険がある。出血に対し速やかな止血処置が必要である。
②NPWTシステムの創部と機器本体をつなぐチューブの中やキャニスター内に血性の滲出を認めた場合、創部からの出血を疑い、創部をよく観察する。
③治療中、フィルム内に出血がみられるが、少量の場合、まずはフォームの上から圧迫止血をする。
④突発的な出血や出血量の増加が観察された場合にはただちに機器の陰圧を解除して、担当医に連絡する。圧迫止血は継続する。
⑤医師は出血点と思われる部位を直接圧迫止血する。それでも止血されない場合や大量の出血を認めた場合は、電気メスやバイポーラを用いて止血を行う。微小出血がある程度の範囲に生じる場合、酸化セルロースやゼラチンを原料とする止血材を使用する場合もある。

学習参考文献

1) 看護の立場から局所陰圧閉鎖療法を理解する. 大浦紀彦編集協力. 看護技術, 61 (9), 2015, 905-7.
2) 大浦紀彦編著. 下肢救済のための創傷治療とケア. 照林社, 2011.

資料編

特定行為に係る看護師の研修制度の概要

本資料編は、2021年4月時点までの厚生労働省令等の内容に対応しています。

特定行為に係る看護師の研修制度の概要

　特定行為に係る看護師の研修制度は、「地域における医療及び介護の総合的な確保を推進するための関係法律の整備等に関する法律」（平成26年法律第83号）により、「保健師助産師看護師法」（昭和23年法律第203号）の一部が改正され、平成27年10月1日から施行されることとなった。これに伴い、平成27年3月13日に、「保健師助産師看護師法第37条の2第2項第1号に規定する特定行為及び同項第4号に規定する特定行為研修に関する省令」（平成27年厚生労働省第33号、以下、「特定行為研修省令」という）が公布され、同10月1日から施行されることとなった。

　この新たな研修制度は、看護師が手順書により行う特定行為を標準化することにより、今後の在宅医療等を支えていく看護師を計画的に育成していくことを目的としている。

制度創設の目的

　2025年に向けて、さらなる在宅医療などの推進を図っていくためには、個別に熟練した看護師のみでは足りず、医師の判断を待たずに、手順書により、一定の診療の補助を行う看護師を養成し、確保する必要がある。本制度では、診療の補助のうち、実践的な理解力、思考力及び判断力並びに高度かつ専門的な知識及び技能が特に必要とされるもの（特定行為）を明確化し、手順書により特定行為を行う看護師への研修が義務化されている。また、特定行為を手順書（医師又は歯科医師が看護師に診療の補助を行わせるためにその指示として作成する文書）により行う看護師は、指定研修機関（1又は2以上の特定行為区分に係る特定行為研修を行う学校、病院その他の者であって、厚生労働大臣が指定するもの）において、当該特定行為の特定行為区分に係る特定行為研修を受けなければならない（保健師助産師看護師法第37条の2　2015.10.1より施行）。

特定行為とは

　特定行為とは、診療の補助であって、看護師が手順書により行う場合は、実践的な理解力、思考力及び判断力並びに高度かつ専門的な知識及び技能が特に必要とされるもので38行為である（図1、表1）。

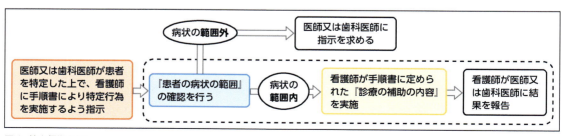

図1. 特定行為とは
厚生労働省「特定行為に係る看護師の研修制度」より引用

表1. 特定行為 38行為

＊「歯科医行為」の場合は「医師」を「歯科医師」と読み替えるものとする

特定行為	特定行為の概要
経口用気管チューブ又は経鼻用気管チューブの位置の調整	医師の指示の下、手順書により、身体所見（呼吸音、一回換気量、胸郭の上がり等）及び検査結果（経皮的動脈血酸素飽和度（SpO₂）、レントゲン所見等）等が医師から指示された病状の範囲にあることを確認し、適切な部位に位置するように、経口用気管チューブ又は経鼻用気管チューブの深さの調整を行う。
侵襲的陽圧換気の設定の変更	医師の指示の下、手順書により、身体所見（人工呼吸器との同調、一回換気量、意識レベル等）及び検査結果（動脈血液ガス分析、経皮的動脈血酸素飽和度（SpO₂）等）等が医師から指示された病状の範囲にあることを確認し、酸素濃度や換気様式、呼吸回数、一回換気量等の人工呼吸器の設定条件を変更する。
非侵襲的陽圧換気の設定の変更	医師の指示の下、手順書により、身体所見（呼吸状態、気道の分泌物の量、努力呼吸の有無、意識レベル等）及び検査結果（動脈血液ガス分析、経皮的動脈血酸素飽和度（SpO₂）等）等が医師から指示された病状の範囲にあることを確認し、非侵襲的陽圧換気療法（NPPV）の設定条件を変更する。
人工呼吸管理がなされている者に対する鎮静薬の投与量の調整	医師の指示の下、手順書により、身体所見（睡眠や覚醒のリズム、呼吸状態、人工呼吸器との同調等）及び検査結果（動脈血液ガス分析、経皮的動脈血酸素飽和度（SpO₂）等）等が医師から指示された病状の範囲にあることを確認し、鎮静薬の投与量の調整を行う。
人工呼吸器からの離脱	医師の指示の下、手順書により、身体所見（呼吸状態、一回換気量、努力呼吸の有無、意識レベル等）、検査結果（動脈血液ガス分析、経皮的動脈血酸素飽和度（SpO₂）等）及び血行動態等が医師から指示された病状の範囲にあることを確認し、人工呼吸器からの離脱（ウィーニング）を行う。
気管カニューレの交換	医師の指示の下、手順書により、気管カニューレの状態（カニューレ内の分泌物の貯留、内腔の狭窄の有無等）、身体所見（呼吸状態等）及び検査結果（経皮的動脈血酸素飽和度（SpO₂）等）等が医師から指示された病状の範囲にあることを確認し、留置されている気管カニューレの交換を行う。
一時的ペースメーカの操作及び管理	医師の指示の下、手順書により、身体所見（血圧、自脈とペーシングとの調和、動悸の有無、めまい、呼吸困難感等）及び検査結果（心電図モニター所見等）等が医師から指示された病状の範囲にあることを確認し、ペースメーカの操作及び管理を行う。
一時的ペースメーカリードの抜去	医師の指示の下、手順書により、身体所見（血圧、自脈とペーシングとの調和、動悸の有無、めまい、呼吸困難感等）及び検査結果（心電図モニター所見等）等が医師から指示された病状の範囲にあることを確認し、経静脈的に挿入され右心室内に留置されているリードを抜去する。抜去部は、縫合、結紮閉鎖又は閉塞性ドレッシング剤の貼付を行う。縫合糸で固定されている場合は抜糸を行う。
経皮的心肺補助装置の操作及び管理	医師の指示の下、手順書により、身体所見（挿入部の状態、末梢冷感の有無、尿量等）、血行動態（収縮期圧、肺動脈楔入圧（PCWP）、心係数（CI）、混合静脈血酸素飽和度（SvO₂）、中心静脈圧（CVP）等）及び検査結果（活性化凝固時間（ACT）等）等が医師から指示された病状の範囲にあることを確認し、経皮的心肺補助装置（PCPS）の操作及び管理を行う。
大動脈内バルーンパンピングからの離脱を行うときの補助の頻度の調整	医師の指示の下、手順書により、身体所見（胸部症状、呼吸困難感の有無、尿量等）及び血行動態（血圧、肺動脈楔入圧（PCWP）、混合静脈血酸素飽和度（SvO₂）、心係数（CI）等）等が医師から指示された病状の範囲にあることを確認し、大動脈内バルーンパンピング（IABP）離脱のための補助の頻度の調整を行う。
心嚢ドレーンの抜去	医師の指示の下、手順書により、身体所見（排液の性状や量、挿入部の状態、心タンポナーデ症状の有無等）及び検査結果等が医師から指示された病状の範囲にあることを確認し、手術後の出血等の確認や液体等の貯留を予防するために挿入されている状況又は患者の病態が長期にわたって管理され安定している状況において、心嚢部へ挿入・留置されているドレーンを抜去する。抜去部は、縫合、結紮閉鎖又は閉塞性ドレッシング剤の貼付を行う。縫合糸で固定されている場合は抜糸を行う。
低圧胸腔内持続吸引器の吸引圧の設定及びその変更	医師の指示の下、手順書により、身体所見（呼吸状態、エアリークの有無、排液の性状や量等）及び検査結果（レントゲン所見等）等が医師から指示された病状の範囲にあることを確認し、吸引圧の設定及びその変更を行う。
胸腔ドレーンの抜去	医師の指示の下、手順書により、身体所見（呼吸状態、エアリークの有無、排液の性状や量、挿入部の状態等）及び検査結果（レントゲン所見等）等が医師から指示された病状の範囲にあることを確認し、手術後の出血等の確認や液体等の貯留を予防するために挿入されている状況又は患者の病態が長期にわたって管理され安定している状況において、胸腔内に挿入・留置されているドレーンを、患者の呼吸を誘導しながら抜去する。抜去部は、縫合又は結紮閉鎖する。縫合糸で固定されている場合は抜糸を行う。
腹腔ドレーンの抜去（腹腔内に留置された穿刺針の抜針を含む。）	医師の指示の下、手順書により、身体所見（排液の性状や量、腹痛の程度、挿入部の状態等）等が医師から指示された病状の範囲にあることを確認し、腹腔内に挿入・留置されているドレーン又は穿刺針を抜去する。抜去部は、縫合、結紮閉鎖又は閉塞性ドレッシング剤の貼付を行う。縫合糸で固定されている場合は抜糸を行う。
胃ろうカテーテル若しくは腸ろうカテーテル又は胃ろうボタンの交換	医師の指示の下、手順書により、身体所見（ろう孔の破たんの有無、接着部や周囲の皮膚の状態、発熱の有無等）等が医師から指示された病状の範囲にあることを確認し、胃ろうカテーテル若しくは腸ろうカテーテル又は胃ろうボタンの交換を行う。
膀胱ろうカテーテルの交換	医師の指示の下、手順書により、身体所見（ろう孔の破たんの有無、接着部や周囲の皮膚の状態、発熱の有無等）等が医師から指示された病状の範囲にあることを確認し、膀胱ろうカテーテルの交換を行う。
中心静脈カテーテルの抜去	医師の指示の下、手順書により、身体所見（発熱の有無、食事摂取量等）及び検査結果等が医師から指示された病状の範囲にあることを確認し、中心静脈に挿入されているカテーテルを引き抜き、止血するとともに、全長が抜去されたことを確認する。抜去部は、縫合、結紮閉鎖又は閉塞性ドレッシング剤の貼付を行う。縫合糸で固定されている場合は抜糸を行う。
末梢留置型中心静脈注射用カテーテルの挿入	医師の指示の下、手順書により、身体所見（末梢血管の状態に基づく末梢静脈点滴実施の困難さ、食事摂取量等）及び検査結果等が医師から指示された病状の範囲にあることを確認し、超音波検査において穿刺静脈を選択し、経皮的に肘静脈又は上腕静脈を穿刺し、末梢留置型中心静脈注射用カテーテル（PICC）を挿入する。

表1. 特定行為38行為（つづき）

特定行為	特定行為の概要
褥瘡又は慢性創傷の治療における血流のない壊死組織の除去	医師の指示の下、手順書により、身体所見（血流のない壊死組織の範囲、肉芽の形成状態、膿や滲出液の有無、褥瘡部周囲の皮膚の発赤の程度、感染徴候の有無等）、検査結果及び使用中の薬剤等が医師から指示された病状の範囲にあることを確認し、鎮痛が担保された状況において、血流のない遊離した壊死組織を滅菌ハサミ（剪刀）、滅菌鑷子等で取り除き、創洗浄、注射針を用いた穿刺による排膿等を行う。出血があった場合は圧迫止血や双極性凝固器による止血処置を行う。
創傷に対する陰圧閉鎖療法	医師の指示の下、手順書により、身体所見（創部の深さ、創部の分泌物、壊死組織の有無、発赤、腫脹、疼痛等）、血液検査結果及び使用中の薬剤等が医師から指示された病状の範囲にあることを確認し、創面全体を被覆剤で密封し、ドレナージ管を接続し吸引装置の陰圧の設定、モード（連続、間欠吸引）選択を行う。
創部ドレーンの抜去	医師の指示の下、手順書により、身体所見（排液の性状や量、挿入部の状態、発熱の有無等）及び検査結果等が医師から指示された病状の範囲にあることを確認し、創部に挿入・留置されているドレーンを抜去する。抜去部は開放、ガーゼドレナージ又は閉塞性ドレッシング剤の貼付を行う。縫合糸で固定されている場合は抜糸を行う。
直接動脈穿刺法による採血	医師の指示の下、手順書により、身体所見（呼吸状態、努力呼吸の有無等）及び検査結果（経皮的動脈血酸素飽和度（SpO$_2$）等）等が医師から指示された病状の範囲にあることを確認し、経皮的に橈骨動脈、上腕動脈、大腿動脈等を穿刺し、動脈血を採取した後、針を抜き圧迫止血を行う。
橈骨動脈ラインの確保	医師の指示の下、手順書により、身体所見（呼吸状態、努力呼吸の有無、チアノーゼ等）及び検査結果（動脈血液ガス分析、経皮的動脈血酸素飽和度（SpO$_2$）等）等が医師から指示された病状の範囲にあることを確認し、経皮的に橈骨動脈から穿刺し、内套針に動脈血の逆流を確認後に針を進め、最終的に外套のカニューレのみを動脈内に押し進め留置する。
急性血液浄化療法における血液透析器又は血液透析濾過器の操作及び管理	医師の指示の下、手順書により、身体所見（血圧、体重の変化、心電図モニター所見等）、検査結果（動脈血液ガス分析、血中尿素窒素（BUN）、カリウム値等）及び循環動態等が医師から指示された病状の範囲にあることを確認し、急性血液浄化療法における血液透析器又は血液透析濾過装置の操作及び管理を行う。
持続点滴中の高カロリー輸液の投与量の調整	医師の指示の下、手順書により、身体所見（食事摂取量、栄養状態等）及び検査結果等が医師から指示された病状の範囲にあることを確認し、持続点滴中の高カロリー輸液の投与量の調整を行う。
脱水症状に対する輸液による補正	医師の指示の下、手順書により、身体所見（食事摂取量、皮膚の乾燥の程度、排尿回数、発熱の有無、口渇や倦怠感の程度等）及び検査結果（電解質）等が医師から指示された病状の範囲にあることを確認し、輸液による補正を行う。
感染徴候がある者に対する薬剤の臨時の投与	医師の指示の下、手順書により、身体所見（尿混濁の有無、発熱の程度等）及び検査結果等が医師から指示された病状の範囲にあることを確認し、感染徴候時の薬剤を投与する。
インスリンの投与量の調整	医師の指示の下、手順書（スライディングスケールは除く）により、身体所見（口渇、冷汗の程度、食事摂取量等）及び検査結果（血糖値等）等が医師から指示された病状の範囲にあることを確認し、インスリンの投与量の調整を行う。
硬膜外カテーテルによる鎮痛剤の投与及び投与量の調整	医師の指示の下、手順書により、身体所見（疼痛の程度、嘔気や呼吸困難感の有無、血圧等）、術後経過（安静度の拡大等）及び検査結果等が医師から指示された病状の範囲にあることを確認し、硬膜外カテーテルからの鎮痛剤の投与及び投与量の調整を行う（患者自己調節鎮痛法（PCA）を除く）。
持続点滴中のカテコラミンの投与量の調整	医師の指示の下、手順書により、身体所見（動悸の有無、尿量、血圧等）、血行動態及び検査結果等が医師から指示された病状の範囲にあることを確認し、持続点滴中のカテコラミン（注射薬）の投与量の調整を行う。
持続点滴中のナトリウム、カリウム又はクロールの投与量の調整	医師の指示の下、手順書により、身体所見（口渇や倦怠感の程度、不整脈の有無、尿量等）及び検査結果（電解質、酸塩基平衡等）等が医師から指示された病状の範囲にあることを確認し、持続点滴中のナトリウム、カリウム又はクロール（注射薬）の投与量の調整を行う。
持続点滴中の降圧剤の投与量の調整	医師の指示の下、手順書により、身体所見（意識レベル、尿量の変化、血圧等）及び検査結果等が医師から指示された病状の範囲にあることを確認し、持続点滴中の降圧剤（注射薬）の投与量の調整を行う。
持続点滴中の糖質輸液又は電解質輸液の投与量の調整	医師の指示の下、手順書により、身体所見（食事摂取量、栄養状態、尿量、水分摂取量、不感蒸泄等）等が医師から指示された病状の範囲にあることを確認し、持続点滴中の糖質輸液、電解質輸液の投与量の調整を行う。
持続点滴中の利尿剤の投与量の調整	医師の指示の下、手順書により、身体所見（口渇、血圧、尿量、水分摂取量、不感蒸泄等）及び検査結果（電解質等）等が医師から指示された病状の範囲にあることを確認し、持続点滴中の利尿剤（注射薬）の投与量の調整を行う。
抗けいれん剤の臨時の投与	医師の指示の下、手順書により、身体所見（発熱の程度、頭痛や嘔吐の有無、発作の様子等）及び既往の有無等が医師から指示された病状の範囲にあることを確認し、抗けいれん剤を投与する。
抗精神病薬の臨時の投与	医師の指示の下、手順書により、身体所見（興奮状態の程度や継続時間、せん妄の有無等）等が医師から指示された病状の範囲にあることを確認し、抗精神病薬を投与する。
抗不安薬の臨時の投与	医師の指示の下、手順書により、身体所見（不安の程度や継続時間等）等が医師から指示された病状の範囲にあることを確認し、抗不安薬を投与する。
抗癌剤その他の薬剤が血管外に漏出したときのステロイド薬の局所注射及び投与量の調整	医師の指示の下、手順書により、身体所見（穿刺部位の皮膚の発赤や腫脹の程度、疼痛の有無等）及び漏出した薬剤の量等が医師から指示された病状の範囲にあることを確認し、副腎皮質ステロイド薬（注射薬）の局所注射及び投与量の調整を行う。

厚生労働省「【通知】保健師助産師看護師法第三十七条の二第二項第一号に規定する特定行為及び同項第四号に規定する特定行為研修に関する省令の施行等について」別紙1より引用

● 看護師の業務範囲に関する法律の整理

　医事法制上、医行為（当該行為を行うに当たり、医師の医学的判断及び技術をもってするのでなければ人体に危害を及ぼし、又は危害を及ぼすおそれのある行為）について、自身の判断により実施することができるのは医師に限定されている。しかしながら、看護師も医学的判断及び技術に関連する内容を含んだ専門教育を受け、一定の医学的な能力を有していることにかんがみ、一定の医行為（診療の補助）については、その能力の範囲内で実施できるか否かに関する医師の医学的判断を前提として、看護師も実施することができることとされている。

　厚生労働大臣に認定を受けた指定研修機関において、一定の研修を受けたものが、医師の指示（いわゆる手順書）に基づいてできる診療の補助行為である。医行為に近い範疇の診療補助である（**図2**）。

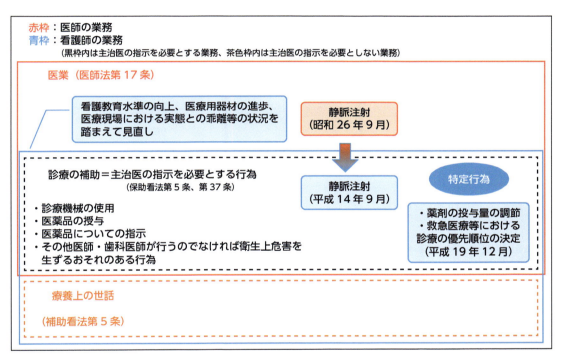

図2. 診療の補助とは
厚生労働省「特定行為に係る看護師の研修制度」より引用

● 特定行為区分とは

　特定行為区分とは、特定行為の区分であって、21区分である（**表2**）。

表2. 特定行為区分21区分38行為

特定行為区分	特定行為
呼吸器（気道確保に係るもの）関連	経口用気管チューブ又は経鼻用気管チューブの位置の調整
呼吸器（人工呼吸療法に係るもの）関連	侵襲的陽圧換気の設定の変更
	非侵襲的陽圧換気の設定の変更
	人工呼吸管理がなされている者に対する鎮静薬の投与量の調整
	人工呼吸器からの離脱
呼吸器（長期呼吸療法に係るもの）関連	気管カニューレの交換
循環器関連	一時的ペースメーカの操作及び管理
	一時的ペースメーカリードの抜去
	経皮的心肺補助装置の操作及び管理
	大動脈内バルーンパンピングからの離脱を行うときの補助の頻度の調整
心嚢ドレーン管理関連	心嚢ドレーンの抜去
胸腔ドレーン管理関連	低圧胸腔内持続吸引器の吸引圧の設定及びその変更
	胸腔ドレーンの抜去
腹腔ドレーン管理関連	腹腔ドレーンの抜去（腹腔内に留置された穿刺針の抜針を含む）
ろう孔管理関連	胃ろうカテーテル若しくは腸ろうカテーテル又は胃ろうボタンの交換
	膀胱ろうカテーテルの交換
栄養に係るカテーテル管理（中心静脈カテーテル管理）関連	中心静脈カテーテルの抜去
栄養に係るカテーテル管理（末梢留置型中心静脈注射用カテーテル管理）関連	末梢留置型中心静脈注射用カテーテルの挿入
創傷管理関連	褥瘡又は慢性創傷の治療における血流のない壊死組織の除去
	創傷に対する陰圧閉鎖療法
創部ドレーン管理関連	創部ドレーンの抜去
動脈血液ガス分析関連	直接動脈穿刺法による採血
	橈骨動脈ラインの確保
透析管理関連	急性血液浄化療法における血液透析器又は血液透析濾過器の操作及び管理
栄養及び水分管理に係る薬剤投与関連	持続点滴中の高カロリー輸液の投与量の調整
	脱水症状に対する輸液による補正
感染に係る薬剤投与関連	感染徴候がある者に対する薬剤の臨時の投与
血糖コントロールに係る薬剤投与関連	インスリンの投与量の調整
術後疼痛管理関連	硬膜外カテーテルによる鎮痛剤の投与及び投与量の調整
循環動態に係る薬剤投与関連	持続点滴中のカテコラミンの投与量の調整
	持続点滴中のナトリウム、カリウム又はクロールの投与量の調整
	持続点滴中の降圧剤の投与量の調整
	持続点滴中の糖質輸液又は電解質輸液の投与量の調整
	持続点滴中の利尿剤の投与量の調整
精神及び神経症状に係る薬剤投与関連	抗けいれん剤の臨時の投与
	抗精神病薬の臨時の投与
	抗不安薬の臨時の投与
皮膚損傷に係る薬剤投与関連	抗癌剤その他の薬剤が血管外に漏出したときのステロイド薬の局所注射及び投与量の調整

厚生労働省「【通知】保健師助産師看護師法第三十七条の二第二項第一号に規定する特定行為及び同項第四号に規定する特定行為研修に関する省令の施行等について」別紙2より引用

● 手順書とは

　手順書とは、医師又は歯科医師が看護師に診察の補助を行わせるためにその指示として作成する文書又は電磁的記録であって、次に掲げる事項が定められているものであること（保健師助産師看護師法第37条の2第2項第2号、特定行為研修省令第3条第2項）。

手順書に定めるべき事項

①看護師に診療の補助を行わせる患者の病状の範囲
②診療の補助の内容
③当該手順書に係る特定行為の対象となる患者
④特定行為を行うときに確認すべき事項
⑤医療の安全を確保するために医師又は歯科医師との連絡が必要となった場合の連絡体制
⑥特定行為を行った後の医師又は歯科医師に対する報告の方法

特定行為研修とは

特定行為研修とは、看護師が手順書により特定行為を行う場合に特に必要とされる実践的な理解力、思考力及び判断力並びに高度かつ専門的な知識及び技能の向上を図るための研修であって、特定行為区分ごとに特定行為研修の基準に適合するものをいう。

● 基本理念

特定行為研修は、チーム医療のキーパーソンである看護師が、患者及び国民並びに医師又は歯科医師その他医療関係者から期待される役割を十分に担うため、医療安全に配慮し、在宅を含む医療現場において、高度な臨床実践能力を発揮できるよう、自己研鑽を継続する基盤を構築する者でなければならないとされている。

● 特定行為研修の内容

特定行為研修は、図3のような研修により構成される。

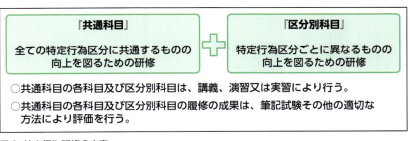

図3. 特定行為研修の内容
厚生労働省医政局看護課看護サービス推進室「看護師の特定行為研修の概要について」より引用

● 共通科目

共通科目は、看護師が手順書により特定行為を行う場合に特に必要とされる実践的な理解力、思考力及び判断力並びに高度かつ専門的な知識及び技能であって、全ての特定行為区分に共通するものの向上を図るための研修をいう。

共通科目の到達目標

1. 多様な臨床場面において重要な病態の変化や疾患を包括的にいち早くアセスメントする基本的な能力を身につける。
2. 多様な臨床場面において必要な治療を理解し、ケアを導くための基本的な能力を身につける。
3. 多様な臨床場面において患者の安心に配慮しつつ、必要な特定行為を安全に実践する能力を身につける。
4. 問題解決に向けて多職種と効果的に協働する能力を身につける。
5. 自らの看護実践を見直しつつ標準化する能力を身につける。

表 3. 共通科目の内容

科目	学ぶべき事項	時間	方法	評価方法
臨床病態生理学	臨床解剖学、臨床病理学、臨床生理学を学ぶ 1. 臨床解剖学 2. 臨床病理学 3. 臨床生理学	30	講義 演習	筆記試験
臨床推論	臨床診断学、臨床検査学、症候学、臨床疫学を学ぶ 1. 診療のプロセス 2. 臨床推論（症候学を含む）の理論と演習 3. 医療面接の理論と演習・実習 4. 各種臨床検査の理論と演習 心電図 / 血液検査 / 尿検査 / 病理検査 / 微生物学検査 / 生理機能検査 / その他の検査 5. 画像検査の理論と演習 放射線の影響 / 単純エックス線検査 / 超音波検査 /CT・MRI/ その他の画像検査 6. 臨床疫学の理論と演習	45	講義 演習 実習（医療面接）	筆記試験 各種実習の観察評価
フィジカルアセスメント	身体診察・診断学（演習含む）を学ぶ 1. 身体診察基本手技の理論と演習・実習 2. 部位別身体診察手技と所見の理論と演習・実習 全身状態とバイタルサイン / 頭頸部 / 胸部 / 腹部 / 四肢・脊柱 / 泌尿・生殖器 / 乳房・リンパ節 / 神経系 3. 身体診察の年齢による変化 小児 / 高齢者 4. 状況に応じた身体診察 救急医療 / 在宅医療	45	講義 演習 実習（身体診察手技）	筆記試験 各種実習の観察評価
臨床薬理学	薬剤学、薬理学を学ぶ 1. 薬物動態の理論と演習 2. 主要薬物の薬理作用・副作用の理論と演習 3. 主要薬物の相互作用の理論と演習 4. 主要薬物の安全管理と処方の理論と演習 ※年齢による特性（小児 / 高齢者）を含む	45	講義 演習	筆記試験
疾病・臨床病態概論	主要疾患の臨床診断・治療を学ぶ 主要疾患の病態と臨床診断・治療の概論 循環器系 / 呼吸器系 / 消化器系 / 腎泌尿器系 / 内分泌・代謝系 / 免疫・膠原病系 / 血液・リンパ系 / 神経系 / 小児科 / 産婦人科 / 精神系 / 運動器系 / 感覚器系 / 感染症 / その他	30	講義 演習	筆記試験
	状況に応じた臨床診断・治療を学ぶ 1. 救急医療の臨床診断・治療の特性と演習 2. 在宅医療の臨床診断・治療の特性と演習	10		
医療安全学 特定行為実践	特定行為の実践におけるアセスメント、仮説検証、意思決定、検査・診断過程（理論、演習・実習）を学ぶ中で以下の内容を統合して学ぶ 1. 特定行為実践に関連する医療倫理、医療管理、医療安全、ケアの質保証（Quality Care Assurance）を学ぶ ①医療倫理 ②医療管理 ③医療安全 ④ケアの質保証 2. 特定行為研修を修了した看護師のチーム医療における役割発揮のための多職種協働実践（Inter Professional Work（IPW））（他職種との事例検討等の演習を含む）を学ぶ ①チーム医療の理論と演習 ②チーム医療の事例検討 ③コンサルテーションの方法 ④多職種協働の課題 3. 特定行為実践のための関連法規、意思決定支援を学ぶ ①特定行為関連法規 ②特定行為実践に関連する患者への説明と意思決定支援の理論と演習 4. 根拠に基づいて手順書を医師、歯科医師等とともに作成し、実践後、手順書を評価し、見直すプロセスについて学ぶ ①手順書の位置づけ ②手順書の作成演習 ③手順書の評価と改良	45	講義 演習 実習（医療安全、チーム医療）	筆記試験 各種実習の観察評価
計		250		

厚生労働省「【通知】保健師助産師看護師法第三十七条の二第二項第一号に規定する特定行為及び同項第四号に規定する特定行為研修に関する省令の施行等について」別紙 3、5、7 より引用

● 区分別科目

　区分別科目は、看護師が手順書により特定行為を行う場合に特に必要とされる実践的な理解力、思考力及び判断力並びに高度かつ専門的な知識及び技能の向上を図るための研修であって、特定行為区分ごとに異なるものの向上を図るための研修である。

区分別科目の内容
1. 多様な臨床場面において当該特定行為を行うための知識、技術及び態度の基礎を身につける。
2. 多様な臨床場面において、医師又は歯科医師から手順書による指示を受け、実施の可否の判断、実施及び報告の一連の流れを適切に行うための基礎的な実践能力を身につける。

手順書の作成

　特定行為は診療の補助であり、手順書は、医師の指示の一種である。特定行為の実施に関しては、実施までにその患者を医師が診察したうえで指示を出すものである。

　手順書とは、診療行為の内容のひとつひとつの"手順"が記載されたものではなく、医師又は歯科医師が看護師に診療の補助を行わせるためにその指示として作成する文書（又は電磁的記録）であって、特定行為研修省令で示されている事項を含むものである。

　特定行為は、状況によって、実施に必要な判断や技術の難易度は変わる。それらを示したものである。よって、手順書は物品の準備から手技までのマニュアル等も含め、各研修実施病院での作成が求められる。また、ある特定行為に関する手順書は、患者の病状によって使い分け、病棟、外来、老健、在宅などと場面によって異なる場合もある。そして何よりも看護師の熟達度に応じたものが必要である。

患者の特定

　当該手順書に係る特定行為の対象となる患者とは、当該手順書が適用される患者の一般的な状態を指し、実際に手順書を適用する場面では、医師又は歯科医師が患者を具体的に特定した上で、看護師に対して手順書に特定行為を行うよう指示をする必要がある。

　医師が患者の診察を行い、「患者の特定」を行うところからがスタートである。患者の特定とは、特定行為を行う上での手順書の対象となる患者の一般的な状態であり、必要条件と考える。

病状の範囲

　手順書の対象となる患者の全身および局所の状態であり、特定行為を行う上での十分条件と考える。この状態なら、特定行為を実践してもよいという範囲である。看護師の能力に応じて、範囲を拡大してもよい。範囲外とは、病状が不安定で緊急性がある可能性があり、迅速に主治医、担当医、指導医のいずれかに連絡し、指示内容を報告する必要性がある場合のもの。しかし、状況によっては、緊急性があるからこそ、タイミング良く実施することが望ましい場合がある。こういった状況における行為は「臨時応急の手当」として、手順書から外すことが適切である。

表 4. 区分別科目の内容

区分別科目名	時間（計）	特定行為名	特定行為区分に含まれる特定行為に共通して学ぶべき事項		特定行為ごとに学ぶべき事項		方法	評価方法
			内容	時間	内容	時間		
呼吸器（気道確保に係るもの）関連	9	経口用気管チューブ又は経鼻用気管チューブの位置の調整	1．気道確保に関する局所解剖 2．経口用気管チューブ又は経鼻用気管チューブの位置の調整に関する病態生理 3．経口用気管チューブ又は経鼻用気管チューブの位置の調整に関するフィジカルアセスメント 4．経口又は経鼻気管挿管の目的 5．経口又は経鼻気管挿管の適応と禁忌 6．経口用気管チューブ又は経鼻用気管チューブの種類と適応 7．経口用気管チューブ又は経鼻用気管チューブによる呼吸管理 8．バックバルブマスク（BVM）を用いた用手換気	4	1．経口用気管チューブ又は経鼻用気管チューブの位置の調整の目的 2．経口用気管チューブ又は経鼻用気管チューブの位置の調整の適応と禁忌 3．経口用気管チューブ又は経鼻用気管チューブの位置の調整に伴うリスク（有害事象とその対策等） 4．経口用気管チューブ又は経鼻用気管チューブの位置の調整の手技	5	講義 実習※	筆記試験 実技試験（OSCE） 各種実習の観察評価
呼吸器（人工呼吸療法に係るもの）関連	29	侵襲的陽圧換気の設定の変更	1．人工呼吸療法の目的 2．人工呼吸療法の適応と禁忌 3．人工呼吸療法に関する局所解剖 4．人工呼吸療法を要する主要疾患の病態生理 5．人工呼吸療法を要する主要疾患のフィジカルアセスメント 6．人工呼吸器管理の適応と禁忌 7．人工呼吸器のメカニズム・種類・構造	5	1．侵襲的陽圧換気の設定の目的 2．侵襲的陽圧換気の設定条件の変更の適応と禁忌 3．侵襲的陽圧換気の設定条件の変更に伴うリスク（有害事象とその対策等） 4．侵襲的陽圧換気の選択と適応 5．侵襲的陽圧換気の設定条件の変更方法	6	講義 演習 実習※	筆記試験 各種実習の観察評価
		非侵襲的陽圧換気の設定の変更			1．非侵襲的陽圧換気の目的 2．非侵襲的陽圧換気の適応と禁忌 3．非侵襲的陽圧換気の設定条件の変更に伴うリスク（有害事象とその対策等） 4．非侵襲的陽圧換気の設定条件の選択 5．非侵襲的陽圧換気の設定条件の変更方法	6		
		人工呼吸管理がなされている者に対する鎮静薬の投与量の調整			1．人工呼吸管理がなされている者に対する鎮静の目的 2．人工呼吸管理がなされている者に対する鎮静の適応と禁忌 3．人工呼吸管理がなされている者に対する鎮静に伴うリスク（有害事象とその対策等） 4．人工呼吸管理がなされている者に対する鎮静薬の選択と投与量 5．人工呼吸管理がなされている者に対する鎮静の方法	6		
		人工呼吸器からの離脱			1．人工呼吸器からの離脱の目的 2．人工呼吸器からの離脱の適応と禁忌 3．人工呼吸器からの離脱に伴うリスク（有害事象とその対策等） 4．人工呼吸器からの離脱の方法	6		

表4. 区分別科目の内容（つづき）

区分別科目名	時間(計)	特定行為名	特定行為区分に含まれる特定行為に共通して学ぶべき事項		特定行為ごとに学ぶべき事項		方法	評価方法
			内容	時間	内容	時間		
呼吸器（長期呼吸療法に係るもの）関連	8	気管カニューレの交換	1. 気管切開に関する局所解剖 2. 気管切開を要する主要疾患の病態生理 3. 気管切開を要する主要疾患のフィジカルアセスメント 4. 気管切開の目的 5. 気管切開の適応と禁忌 6. 気管切開に伴うリスク（有害事象とその対策等）	4	1. 気管カニューレの適応と禁忌 2. 気管カニューレの構造と選択 3. 気管カニューレの交換の手技 4. 気管カニューレの交換の困難例の種類とその対応	4	講義 実習※	筆記試験 実技試験（OSCE） 各種実習の観察評価
循環器関連	20	一時的ペースメーカの操作・管理	1. 一時的ペースメーカ、経皮的心肺補助装置、大動脈内バルーンパンピングに関する局所解剖 2. 一時的ペースメーカ、経皮的心肺補助装置、大動脈内バルーンパンピングを要する主要疾患の病態生理 3. 一時的ペースメーカ、経皮的心肺補助装置、大動脈内バルーンパンピングを要する主要疾患のフィジカルアセスメント	4	1. 一時的ペースメーカの目的 2. 一時的ペースメーカの適応と禁忌 3. 一時的ペースメーカに伴うリスク（有害事象とその対策等） 4. ペーシング器機の種類とメカニズム 5. ペースメーカのモードの選択と適応 6. 一時的ペースメーカの操作及び管理方法 7. 患者・家族への指導及び教育	4	講義 演習 実習※	筆記試験 各種実習の観察評価
		一時的ペースメーカリードの抜去			1. 一時的ペースメーカリードの抜去の目的 2. 一時的ペースメーカリードの抜去の適応と禁忌 3. 一時的ペースメーカリードの抜去に伴うリスク（有害事象とその対策等） 4. 一時的ペースメーカリードの抜去の方法	4	講義 実習※	
		経皮的心肺補助装置の操作及び管理			1. 経皮的心肺補助装置の目的 2. 経皮的心肺補助装置の適応と禁忌 3. 経皮的心肺補助装置とそのリスク（有害事象とその対策等） 4. 経皮的心肺補助装置のメカニズム 5. 経皮的心肺補助装置の操作及び管理の方法	4	講義 演習 実習※	
		大動脈内バルーンパンピングからの離脱を行うときの補助の頻度の調整			1. 大動脈内バルーンパンピングの目的 2. 大動脈内バルーンパンピングの適応と禁忌 3. 大動脈内バルーンパンピングに伴うリスク（有害事象とその対策等） 4. 大動脈内バルーンパンピングの操作及び管理の方法 5. 大動脈内バルーンパンピングからの離脱のための補助の頻度の調整の適応と禁忌 6. 大動脈内バルーンパンピングからの離脱のための補助の頻度の調整に伴うリスク（有害事象とその対策等） 7. 大動脈内バルーンパンピングからの離脱の操作及び管理の方法	4	講義 演習 実習※	

表 4. 区分別科目の内容（つづき）

区分別科目名	時間（計）	特定行為名	特定行為区分に含まれる特定行為に共通して学ぶべき事項		特定行為ごとに学ぶべき事項		方法	評価方法
			内容	時間	内容	時間		
心嚢ドレーン管理関連	8	心嚢ドレーンの抜去	1. 心嚢ドレナージに関する局所解剖 2. 心嚢ドレナージを要する主要疾患の病態生理 3. 心嚢ドレナージを要する主要疾患のフィジカルアセスメント 4. 心嚢ドレナージの目的 5. 心嚢ドレナージの適応と禁忌 6. 心嚢ドレナージに伴うリスク（有害事象とその対策等）	4	1. 心嚢ドレーンの抜去の適応と禁忌 2. 心嚢ドレーンの抜去に伴うリスク（有害事象とその対策等） 3. 心嚢ドレーンの抜去の方法と手技	4	講義 実習※	筆記試験 各種実習の観察評価
胸腔ドレーン管理関連	13	低圧胸腔内持続吸引器の吸引圧の設定及び設定の変更	1. 胸腔ドレナージに関する局所解剖 2. 胸腔ドレナージを要する主要疾患の病態生理 3. 胸腔ドレナージを要する主要疾患のフィジカルアセスメント 4. 胸腔ドレナージの目的 5. 胸腔ドレナージの適応と禁忌 6. 胸腔ドレナージに伴うリスク（有害事象とその対策等）	5	1. 低圧胸腔内持続吸引の適応と禁忌 2. 低圧胸腔内持続吸引に伴うリスク（有害事象とその対策等） 3. 低圧胸腔内持続吸引器のメカニズムと構造 4. 低圧胸腔内持続吸引器の吸引圧の設定及びその変更方法	4	講義 演習 実習※	筆記試験 各種実習の観察評価
		胸腔ドレーンの抜去			1. 胸腔ドレーンの抜去の適応と禁忌 2. 胸腔ドレーンの抜去に伴うリスク（有害事象とその対策等） 3. 胸腔ドレーンの抜去の方法と手技	4	講義 実習※	
腹腔ドレーン管理関連	8	腹腔ドレーンの抜去（腹腔内に留置された穿刺針の抜針を含む）	1. 腹腔ドレナージに関する局所解剖 2. 腹腔ドレナージを要する主要疾患の病態生理 3. 腹腔ドレナージを要する主要疾患のフィジカルアセスメント 4. 腹腔ドレナージの目的 5. 腹腔ドレナージの適応と禁忌 6. 腹腔ドレナージに伴うリスク（有害事象とその対策等）	4	1. 腹腔ドレーンの抜去の適応と禁忌 2. 腹腔ドレーンの抜去に伴うリスク（有害事象とその対策等） 3. 腹腔ドレーンの抜去の方法と手技	4	講義 実習※	筆記試験 各種実習の観察評価

表 4. 区分別科目の内容（つづき）

区分別科目名	時間（計）	特定行為名	特定行為区分に含まれる特定行為に共通して学ぶべき事項		特定行為ごとに学ぶべき事項		方法	評価方法
			内容	時間	内容	時間		
ろう孔管理関連	22	胃ろうカテーテル若しくは腸ろうカテーテル又は胃ろうボタンの交換	1. 胃ろう、腸ろう及び膀胱ろうに関する局所解剖 2. 胃ろう、腸ろう及び膀胱ろうを要する主要疾患の病態生理 3. 胃ろう、腸ろう及び膀胱ろうを要する主要疾患のフィジカルアセスメント 4. カテーテル留置と患者のQOL 5. カテーテルの感染管理 6. カテーテル留置に必要なスキンケア	10	1. 胃ろう及び腸ろうの目的 2. 胃ろう及び腸ろうの適応と禁忌 3. 胃ろう及び腸ろうに伴うリスク（有害事象とその対策等） 4. 栄養に関する評価 5. 胃ろう造設の意思決定ガイドライン 6. 胃ろう及び腸ろう造設術の種類 7. 胃ろう、腸ろうカテーテル及び胃ろうボタンの種類と特徴 8. 胃ろう、腸ろうカテーテル及び胃ろうボタンの交換の時期 9. 胃ろう、腸ろうカテーテル及び胃ろうボタンの交換の方法	6	講義 実習※	筆記試験 実技試験（OSCE） 各種実習の観察評価
		膀胱ろうカテーテルの交換			1. 膀胱ろうの目的 2. 膀胱ろうの適応と禁忌 3. 膀胱ろうに伴うリスク（有害事象とその対策等） 4. 膀胱ろう造設術 5. 膀胱ろうカテーテルの種類と特徴 6. 膀胱ろうカテーテルの交換の時期 7. 膀胱ろうカテーテルの交換の方法	6		
栄養に係るカテーテル管理（中心静脈カテーテル管理）関連	7	中心静脈カテーテルの抜去	1. 中心静脈カテーテルに関する局所解剖 2. 中心静脈カテーテルを要する主要疾患の病態生理 3. 中心静脈カテーテルを要する主要疾患のフィジカルアセスメント 4. 中心静脈カテーテルの目的 5. 中心静脈カテーテルの適応と禁忌 6. 中心静脈カテーテルに伴うリスク（有害事象とその対策等）	3	1. 中心静脈カテーテルの抜去の適応と禁忌 2. 中心静脈カテーテルの抜去に伴うリスク（有害事象とその対策等） 3. 中心静脈カテーテルの抜去の方法と手技	4	講義 実習※	筆記試験 各種実習の観察評価
栄養に係るカテーテル管理（末梢留置型中心静脈注射用カテーテル管理）関連	8	末梢留置型中心静脈注射用カテーテルの挿入	1. 末梢留置型中心静脈注射用カテーテルに関する局所解剖 2. 末梢留置型中心静脈注射用カテーテルを要する主要疾患の病態生理 3. 末梢留置型中心静脈注射用カテーテルを要する主要疾患のフィジカルアセスメント 4. 末梢留置型中心静脈注射用カテーテルの目的 5. 末梢留置型中心静脈注射用カテーテルの適応と禁忌 6. 末梢留置型中心静脈注射用カテーテルに伴うリスク（有害事象とその対策等）	3	1. 末梢留置型中心静脈注射用カテーテルの挿入の適応と禁忌 2. 末梢留置型中心静脈注射用カテーテルの挿入に伴うリスク（有害事象とその対策等） 3. 末梢留置型中心静脈注射用カテーテルの挿入の方法と手技	5	講義 実習※	筆記試験 実技試験（OSCE） 各種実習の観察評価

表4. 区分別科目の内容（つづき）

区分別科目名	時間（計）	特定行為名	特定行為区分に含まれる特定行為に共通して学ぶべき事項 内容	時間	特定行為ごとに学ぶべき事項 内容	時間	方法	評価方法
創傷管理関連	34	褥瘡又は慢性創傷の治療における血流のない壊死組織の除去	1. 皮膚、皮下組織（骨を含む）に関する局所解剖 2. 主要な基礎疾患の管理 3. 全身・局所のフィジカルアセスメント 4. 慢性創傷の種類と病態 5. 褥瘡の分類、アセスメント・評価 6. 治癒のアセスメントとモニタリング（創傷治癒過程、TIME理論等） 7. リスクアセスメント 8. 褥瘡及び創傷治癒と栄養管理 9. 褥瘡及び創傷治癒と体圧分散 10. 褥瘡及び創傷治癒と排泄管理 11. DESIGN-Rに基づいた治療指針 12. 褥瘡及び創傷の診療のアルゴリズム 13. 感染のアセスメント 14. 褥瘡の治癒のステージ別局所療法 15. 下肢創傷のアセスメント 16. 下肢創傷の病態別治療 17. 創部哆開創のアセスメントと治療	12	1. 褥瘡及び慢性創傷の治療における血流のない壊死組織の除去の目的 2. 褥瘡及び慢性創傷の治療における血流のない壊死組織の除去の適応と禁忌 3. 褥瘡及び慢性創傷の治療における血流のない壊死組織の除去に伴うリスク（有害事象とその対策等） 4. DESIGN-Rに準拠した壊死組織の除去の判断 5. 全身状態の評価と除去の適性判断（タンパク量、感染リスク等） 6. 壊死組織と健常組織の境界判断 7. 褥瘡及び慢性創傷の治療における血流のない壊死組織の除去の方法 8. 褥瘡及び慢性創傷の治療における血流のない壊死組織の除去に伴う出血の止血方法	14	講義 実習※	筆記試験 実技試験（OSCE） 各種実習の観察評価
		創傷に対する陰圧閉鎖療法			1. 創傷に対する陰圧閉鎖療法の種類と目的 2. 創傷に対する陰圧閉鎖療法の適応と禁忌 3. 創傷に対する陰圧閉鎖療法に伴うリスク（有害事象とその対策等） 4. 物理的療法の原理 5. 創傷に対する陰圧閉鎖療法の方法 6. 創傷に対する陰圧閉鎖療法に伴う出血の止血方法	8		筆記試験 各種実習の観察評価
創部ドレーン管理関連	5	創部ドレーンの抜去	1. 創部ドレナージに関する局所解剖 2. 創部ドレナージを要する主要疾患の病態生理 3. 創部ドレナージを要する主要疾患のフィジカルアセスメント 4. 創部ドレナージの目的 5. 創部ドレナージの適応と禁忌 6. 創部ドレナージに伴うリスク（有害事象とその対策等）	2	1. 創部ドレーンの抜去の適応と禁忌 2. 創部ドレーンの抜去に伴うリスク（有害事象とその対策） 3. 創部ドレーンの抜去の方法と手技	3	講義 実習※	筆記試験 各種実習の観察評価
動脈血液ガス分析関連	13	直接動脈穿刺法による採血	1. 動脈穿刺法に関する局所解剖 2. 動脈穿刺法に関するフィジカルアセスメント 3. 超音波検査による動脈と静脈の見分け方 4. 動脈血採取が必要となる検査 5. 動脈血液ガス分析が必要となる主要疾患とその病態	5	1. 直接動脈穿刺法による採血の目的 2. 直接動脈穿刺法による採血の適応と禁忌 3. 穿刺部位と穿刺に伴うリスク（有害事象とその対策等） 4. 患者に適した穿刺部位の選択 5. 直接動脈穿刺法による採血の手技	4	講義 実習※	筆記試験 実技試験（OSCE） 各種実習の観察評価
		橈骨動脈ラインの確保			1. 動脈ラインの確保の目的 2. 動脈ラインの確保の適応と禁忌 3. 穿刺部位と穿刺及び留置に伴うリスク（有害事象とその対策等） 4. 患者に適した穿刺及び留置部位の選択 5. 橈骨動脈ラインの確保の手技	4		

表4. 区分別科目の内容（つづき）

区分別科目名	時間（計）	特定行為名	特定行為区分に含まれる特定行為に共通して学ぶべき事項		特定行為ごとに学ぶべき事項		方法	評価方法
			内容	時間	内容	時間		
透析管理関連	11	急性血液浄化療法における血液透析器又は血液透析濾過器の操作及び管理	1. 血液透析器及び血液透析濾過器のメカニズムと種類、構造 2. 血液透析及び血液透析濾過の方法の選択と適応 3. 血液透析器及び血液透析濾過器の操作及び管理の方法	4	1. 急性血液浄化療法に関する局所解剖 2. 急性血液浄化療法を要する主要疾患の病態生理 3. 急性血液浄化療法を要する主要疾患のフィジカルアセスメント 4. 急性血液浄化療法における透析の目的 5. 急性血液浄化療法に係る透析の適応と禁忌 6. 急性血液浄化療法に伴うリスク（有害事象とその対策等）	7	講義 演習 実習※	筆記試験 各種実習の観察評価
栄養及び水分管理に係る薬剤投与関連	16	持続点滴中の高カロリー輸液の投与量の調整	1. 循環動態に関する局所解剖 2. 循環動態に関する主要症候 3. 脱水や低栄養状態に関する主要症候 4. 輸液療法の目的と種類 5. 病態に応じた輸液療法の適応と禁忌 6. 輸液時に必要な検査 7. 輸液療法の計画	6	1. 低栄養状態に関する局所解剖 2. 低栄養状態の原因と病態生理 3. 低栄養状態に関するフィジカルアセスメント 4. 低栄養状態に関する検査 5. 高カロリー輸液の種類と臨床薬理 6. 高カロリー輸液の適応と使用方法 7. 高カロリー輸液の副作用と評価 8. 高カロリー輸液の判断基準（ペーパーシミュレーションを含む） 9. 低栄養状態の判断と高カロリー輸液のリスク（有害事象とその対策等） 10. 高カロリー輸液に関する栄養学	5	講義 演習 実習※	筆記試験 各種実習の観察評価
		脱水症状に対する輸液による補正			1. 脱水症状に関する局所解剖 2. 脱水症状の原因と病態生理 3. 脱水症状に関するフィジカルアセスメント 4. 脱水症状に関する検査 5. 脱水症状に対する輸液による補正に必要な輸液の種類と臨床薬理 6. 脱水症状に対する輸液による補正の適応と使用方法 7. 脱水症状に対する輸液による補正の副作用 8. 脱水症状に対する輸液による補正の判断基準（ペーパーシミュレーションを含む） 9. 脱水症状の程度の判断と輸液による補正のリスク（有害事象とその対策等）	5		

資料　特定行為に係る看護師の研修制度の概要

表4. 区分別科目の内容（つづき）

区分別科目名	時間（計）	特定行為名	特定行為区分に含まれる特定行為に共通して学ぶべき事項		特定行為ごとに学ぶべき事項		方法	評価方法
			内容	時間	内容	時間		
感染に係る薬剤投与関連	29	感染徴候がある者に対する薬剤の臨時の投与	1. 感染症の病態生理 2. 感染症の主要症候と主要疾患 3. 感染症の診断方法 4. 主要感染症の診断方法 5. 主要疾患のフィジカルアセスメント	15	1. 抗生剤の種類と臨床薬理 2. 各種抗生剤の適応と使用方法 3. 各種抗生剤の副作用 4. 感染徴候がある者に対し使用するその他の薬剤の種類と臨床薬理 5. 感染徴候がある者に対し使用するその他の各種薬剤の適応と使用方法 6. 感染徴候がある者に対し使用するその他の各種薬剤の副作用 7. 病態に応じた感染徴候がある者に対する薬剤投与の判断基準（ペーパーシミュレーションを含む） 8. 感染徴候がある者に対する薬剤投与のリスク（有害事象とその対策等）	14	講義 演習 実習※	筆記試験 各種実習の観察評価
血糖コントロールに係る薬剤投与関連	16	インスリンの投与量の調整	1. 糖尿病とインスリン療法に関する局所解剖 2. 糖尿病とインスリン療法に関する病態生理 3. 糖尿病とインスリン療法に関するフィジカルアセスメント 4. インスリン療法の目的 5. 糖尿病とインスリン療法に関する検査（インスリン療法の導入基準を含む） 6. インスリン製剤の種類と臨床薬理 7. 各種インスリン製剤の適応と使用方法 8. 各種インスリン製剤の副作用	6	1. 病態に応じたインスリン製剤の調整の判断基準（ペーパーシミュレーションを含む） 2. 病態に応じたインスリンの投与量の調整のリスク（有害事象とその対策等） 3. 外来でのインスリン療法と入院の適応 4. インスリン療法に関する患者への説明	10	講義 演習 実習※	筆記試験 各種実習の観察評価
術後疼痛管理関連	8	硬膜外カテーテルによる鎮痛剤の投与及び投与量の調整	1. 硬膜外麻酔に関する局所解剖 2. 硬膜外麻酔を要する主要疾患の病態生理 3. 硬膜外麻酔を要する主要疾患のフィジカルアセスメント 4. 硬膜外麻酔の目的 5. 硬膜外麻酔の適応と禁忌 6. 硬膜外麻酔に伴うリスク（有害事象とその対策等）	4	1. 硬膜外麻酔薬の選択と投与量 2. 硬膜外カテーテルによる鎮痛剤の投与及び投与量の調整の方法	4	講義 演習 実習※	筆記試験 各種実習の観察評価

表4. 区分別科目の内容（つづき）

区分別科目名	時間(計)	特定行為名	特定行為区分に含まれる特定行為に共通して学ぶべき事項		特定行為ごとに学ぶべき事項		方法	評価方法
			内容	時間	内容	時間		
循環動態に係る薬剤投与関連	28	持続点滴中のカテコラミンの投与量の調整	1. 循環動態に関する局所解剖 2. 循環動態に関する主要症候 3. 循環動態の薬物療法を必要とする主要疾患の病態生理 4. 循環動態の薬物療法を必要とする主要疾患のフィジカルアセスメント 5. 輸液療法の目的と種類 6. 病態に応じた輸液療法の適応と禁忌 7. 輸液時に必要な検査 8. 輸液療法の計画	8	1. カテコラミン製剤の種類と臨床薬理 2. 各種カテコラミン製剤の適応と使用方法 3. 各種カテコラミン製剤の副作用 4. 病態に応じたカテコラミンの投与量の調整の判断基準（ペーパーシミュレーションを含む） 5. 持続点滴中のカテコラミンの投与量の調整のリスク（有害事象とその対策等）	4	講義演習実習※	筆記試験各種実習の観察評価
		持続点滴中のナトリウム、カリウム又はクロールの投与量の調整			1. 持続点滴によるナトリウム、カリウム又はクロールの投与の臨床薬理 2. 持続点滴によるナトリウム、カリウム又はクロールの投与の適応と使用方法 3. 持続点滴によるナトリウム、カリウム又はクロールの投与の副作用 4. 病態に応じた持続点滴によるナトリウム、カリウム又はクロールの投与の調整の判断基準（ペーパーシミュレーションを含む） 5. 持続点滴中のナトリウム、カリウム又はクロールの投与量の調整のリスク（有害事象とその対策等）	4		
		持続点滴中の降圧剤の投与量の調整			1. 降圧剤の種類と臨床薬理 2. 各種降圧剤の適応と使用方法 3. 各種降圧剤の副作用 4. 病態に応じた降圧剤の投与量の調整の判断基準（ペーパーシミュレーションを含む） 5. 持続点滴中の降圧剤の投与量の調整のリスク（有害事象とその対策等）	4		
		持続点滴中の糖質輸液又は電解質輸液の投与量の調整			1. 糖質輸液、電解質輸液の種類と臨床薬理 2. 各種糖質輸液、電解質輸液の適応と使用方法 3. 各種糖質輸液、電解質輸液の副作用 4. 病態に応じた糖質輸液、電解質輸液の調整の判断基準（ペーパーシミュレーションを含む） 5. 持続点滴中の糖質輸液、電解質輸液の投与量の調整のリスク（有害事象とその対策等）	4		
		持続点滴中の利尿剤の投与量の調整			1. 利尿剤の種類と臨床薬理 2. 各種利尿剤の適応と使用方法 3. 各種利尿剤の副作用 4. 病態に応じた利尿剤の調整の判断基準（ペーパーシミュレーションを含む） 5. 持続点滴中の利尿剤の投与量の調整のリスク（有害事象とその対策等）	4		

表 4. 区分別科目の内容（つづき）

区分別科目名	時間（計）	特定行為名	特定行為区分に含まれる特定行為に共通して学ぶべき事項 内容	時間	特定行為ごとに学ぶべき事項 内容	時間	方法	評価方法
精神及び神経症状に係る薬剤投与関連	26	抗けいれん剤の臨時の投与	1. 精神・神経系の局所解剖 2. 神経学的主要症候 3. 精神医学的主要症候 4. 主要な神経疾患と病態生理 5. 主要な精神疾患と病態生理 6. 主要な神経疾患のフィジカルアセスメント 7. 主要な精神疾患の面接所見 8. 神経学的検査 9. 心理・精神機能検査 10. 精神・神経系の臨床薬理（副作用、耐性と依存性を含む）	8	1. けいれんの原因・病態生理 2. けいれんの症状・診断 3. 抗けいれん剤の種類と臨床薬理 4. 各種抗けいれん剤の適応と使用方法 5. 各種抗けいれん剤の副作用 6. 病態に応じた抗けいれん剤の投与の判断基準（ペーパーシミュレーションを含む） 7. 抗けいれん剤の投与のリスク（有害事象とその対策等）	6	講義 演習 実習※	筆記試験 各種実習の観察評価
		抗精神病薬の臨時の投与			1. 統合失調症の原因・病態生理 2. 統合失調症の症状・診断 3. 抗精神病薬の種類と臨床薬理 4. 各種抗精神病薬の適応と使用方法 5. 各種抗精神病薬の副作用 6. 病態に応じた抗精神病薬の投与とその判断基準（ペーパーシミュレーションを含む） 7. 抗精神病薬の投与のリスク（有害事象とその対策等）	6		
		抗不安薬の臨時の投与			1. 不安障害の原因・病態生理 2. 不安障害の症状・診断 3. 抗不安薬の種類と臨床薬理 4. 各種抗不安薬の適応と使用方法 5. 各種抗不安薬の副作用 6. 病態に応じた抗不安薬の投与の判断基準（ペーパーシミュレーションを含む） 7. 抗不安薬の投与のリスク（有害事象とその対策等）	6		
皮膚損傷に係る薬剤投与関連	17	抗癌剤その他の薬剤が血管外に漏出したときのステロイド薬の局所注射及び投与量の調整	1. 抗癌剤の種類と臨床薬理 2. 各種抗癌剤の適応と使用方法 3. 各種抗癌剤の副作用 4. ステロイド剤の種類と臨床薬理 5. ステロイド剤の副作用	11	1. 抗癌剤その他の薬剤が血管外に漏出したときの病態生理 2. 抗癌剤その他の薬剤が血管外に漏出したときの症候と診断（ペーパーシミュレーションを含む） 3. 抗癌剤その他の薬剤が血管外に漏出したときのステロイド薬の局所注射の適応と使用方法及び投与量の調整	6	講義 演習 実習※	筆記試験 各種実習の観察評価

（注）「実習※」は、患者に対する実技を含めること。
厚生労働省「【通知】保健師助産師看護師法第三十七条の二第二項第一号に規定する特定行為及び同項第四号に規定する特定行為研修に関する省令の施行等について」別紙 4、5、7 より引用

診療の補助の内容

特定行為の名称そのものである。病院で行う手技の手順（準備から片づけまで）ではない。手順書の補足として作成することが望ましい。

確認すべき事項

特定行為開始の実施前、実習中、実施後（直後と少し時間が経ってから）に確認すべき事項である。実施前の確認は、病状の範囲と合致しているのか確認されるものであるので、記載の重複は避け、「実施中」「実施後」に特定行為の効果の有無、合併症の有無などを確認する。

連絡体制

各医療現場で、時間帯による緊急時の対応方法（電話番号等）をあらかじめ決めておく。また、電話を受ける医師間の情報共有、申し送りも重要である。

報告方法

診療録への速やかな記載は不可欠である。それ以外の報告方法とタイミングを決めておく。

看護師の特定行為研修制度の見直しについて（図4）

看護師の特定行為に係る研修制度については、地域における医療及び介護の総合的な確保を推進するための関係法律の整備等に関する法律（平成26年法律第83号）附則第2条第4項の「この法律の公布後五年を目途として、その施行の状況等を勘案し、必要があると認めるときは、所要の見直しを行うこと」との規定を踏まえ、医道審議会保健師助産師看護師分科会看護師特定行為・研修部会において、見直しについて検討された。

現在の特定行為研修制度の現状を踏まえ、さらなる制度の普及、特定行為研修修了者を確保するため、看護師が受講しやすい研修内容のあり方について、研修内容の精錬化による研修時間数が短縮できるよう、実施頻度が高い特定行為を領域別にパッケージ化することとなった。パッケージ化された「在宅・慢性期領域」「外科術後病棟管理領域」「術中麻酔管理領域」の3つの領域は、平成31年4月に「領域別パッケージ研修」として、それぞれ行われるようになった。

令和元年10月には、領域別パッケージ研修に「救急領域」が追加された。さらに、令和2年3月に「外科系基本領域」、令和2年10月には「集中治療領域」が追加された。

引用文献

1. 平成27年3月17日　厚生労働省医政局長発出　医政発第0317第1号　【通知】保健師助産師看護師法第三十七条の二第二項第一号に規定する特定行為及び同項第四号に規定する特定行為研修に関する省令の施行等について（最終改正令和2年10月30日）
2. 平成28年2月 公益社団法人　全日本病院協会（看護師特定行為研修検討プロジェクト委員会）特定行為に係る手順書例集

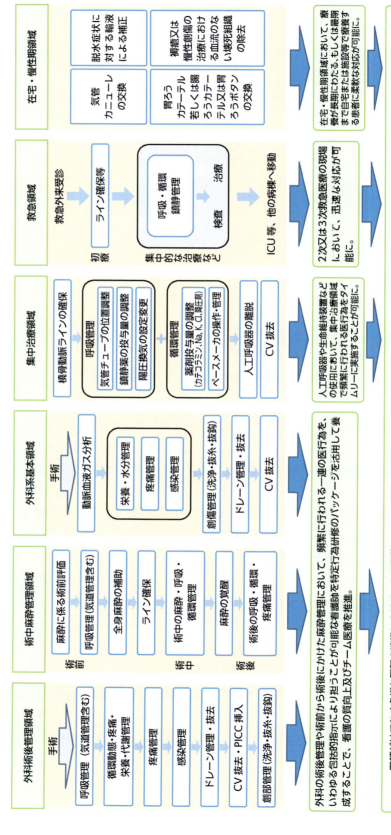

··································· MEMO ···································

·· MEMO ··

··· MEMO ···

看護師特定行為区分別科目研修テキスト
創傷管理関連

2019年4月20日発行　第1版第1刷Ⓒ
2022年5月30日発行　第1版第3刷

制　作	一般社団法人地域医療機能推進学会（JCHS）
監　修	独立行政法人地域医療機能推進機構（JCHO）
企　画	独立行政法人地域医療機能推進機構本部 企画経営部患者サービス推進課
発行者	長谷川 翔
発行所	株式会社メディカ出版 〒532-8588 大阪市淀川区宮原3-4-30 ニッセイ新大阪ビル16F https://www.medica.co.jp/
編集担当	猪俣久人／利根川智恵
編集協力	安東瑠美子
装　幀	株式会社ウイル・コーポレーション
組　版	株式会社明昌堂
本文イラスト	福井典子
印刷・製本	株式会社ウイル・コーポレーション

本書の複製権・翻訳権・翻案権・上映権・譲渡権・公衆送信権（送信可能化権を含む）は、（株）メディカ出版が保有します。

ISBN978-4-8404-6583-0　　　　　　　　　　　　　　　　　Printed and bound in Japan

当社出版物に関する各種お問い合わせ先（受付時間：平日9：00〜17：00）
●編集内容については、編集局 06-6398-5048
●ご注文・不良品（乱丁・落丁）については、お客様センター 0120-276-115